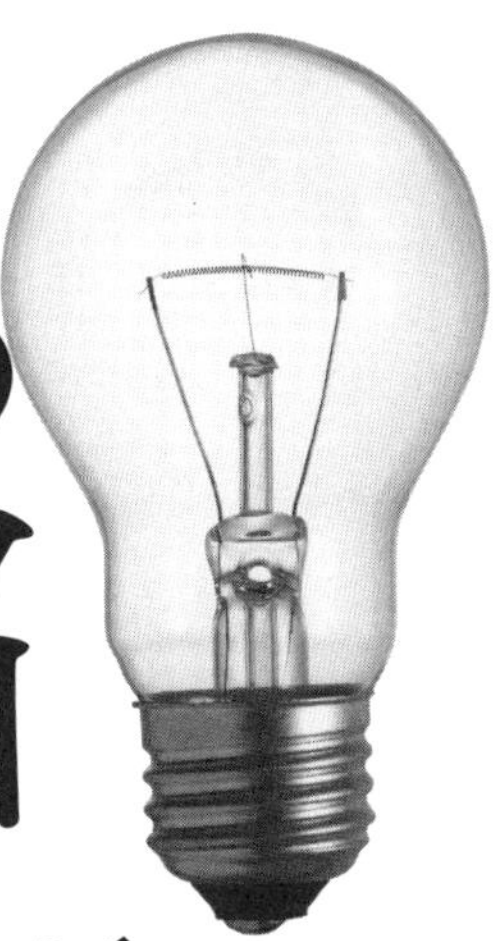

老ける脳と老けない脳

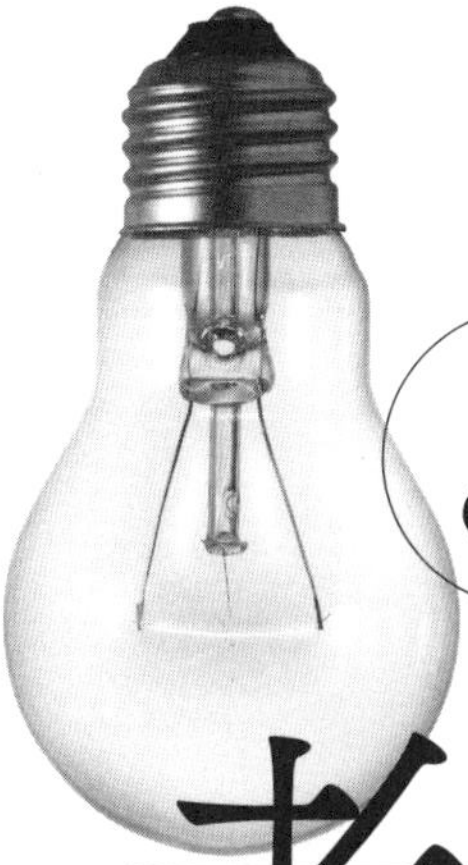

60代が分岐点。

6つの心がけと7つの習慣で変わる

友寄英哲
Hideaki Tomoyori

主婦の友社

はじめに――

現役をリタイアしてから、日々の目的や生きがいを見失い、ただぼんやりと毎日を過ごしている。やることがなくてテレビ漬けの毎日を送るうち、何をするのも億劫になってきた。加齢とともに物忘れが多くなった……。

そんな方も多いのではないでしょうか。

一方、超長寿社会の日本では認知症の患者数が増えています。現在、認知症を患っている人は462万人（2012年時点。厚生労働省「都市部における認知症有病率と認知症の生活機能障害への対応」より）、認知症予備軍と呼ばれる軽度認知障害は約400万人（2012年時点。厚生労働省　研究班　代表・筑波大学教授　朝田隆）と推定されています。つまり、65歳以上の4人に1人が認知症および軽度認知障害になっているわけです。

それだけに「このままの生活を続けていると、いずれ自分や夫（妻）も」と不安になっている方も多いはず。反面「でも加齢で脳は衰えるものだから、高齢になればある程度の認知機能低下はしかたがない」とあきらめ顔の方も……。

そんなことはありません。「加齢＝脳力の低下ではない」と教えてくれる人がいます。

友寄英哲さんです。

１９３２年生まれの友寄さんは、現在84歳（２０１６年12月）。

実は、友寄さんは〝記憶〟に関する２つの世界記録を樹立した方です。

１つは、54歳のときの円周率４万桁暗唱です。世界新記録として、ギネスブックに認定されました。

もう１つの世界記録は80歳のとき。ルービックキューブの解法を記憶し、目隠しで完成させる「ルービックキューブ目隠し」部門で樹立した世界最高齢記録です。しかも82歳でそのタイムを半分近くに縮め、83歳でも自らの記録を塗り替えました。

そして84歳の現在は「ルービックキューブ目隠し」のタイム更新とともに、新たに6個のキューブの解法を覚えて1時間以内に完成させる「複数目隠し」部門への出場を目指してトレーニング中です。

そんな友寄さんは記憶法実践研究家として、60歳での定年退職から今までに記憶術や老齢化対策などに関する講演を４００回以上行っています。

講演では、「老けない脳を保つ秘訣は?」とよく聞かれるそうです。

その疑問は、私たち(編集部)も同じでした。

友寄さんが〝老けない脳〟の持ち主であることを示しているのは、世界記録だけではありません。

お会いすると、実におしゃれ。スタスタと歩く姿は80代とは思えないほど。

何より、どんな質問も的確にとらえてユーモアを交えながら明快かつていねいに答えてくれる語り口や、「本や新聞、テレビ、人との交流のなかで、知らなかったことを知るのが楽しい」「話題のシルバー川柳をつくってみたり、興味がわいたことは何でもやってみます」などのお話が、脳の若さと柔らかさを如実に語っています。

いったい、どうすれば友寄さんのように老けない脳を保ち続けられるのか?

そこには世界記録更新のための記憶トレーニングだけでなく、好奇心旺盛にさまざまなことにチャレンジする精神、そして脳と体の健康を意識した友寄流生活術がありました。

確かに脳は体と同じく、何もしなければ加齢とともに衰えることは、さまざまな研究で明らかになっています。知能には「流動性知能」と「結晶性知能」があり、とくに短期記憶や物事の処理スピードなど「流動性知能」は加齢とともに衰えやすい。ですが、経験を積むなかで獲得した知識や能力「結晶性知能」は高齢になっても衰えにくいと考えられています。

また、記憶を司る脳の領域である「海馬」は加齢とともに衰えやすい一方、鍛えれば何歳になっても細胞が増えるという研究もあります。

友寄さんは、いくつになっても新しいことに挑戦して新しいことを覚え続ける生活によって海馬が活性化し、また積極的かつ活動的に人生を楽しむ日々のなかで結晶性知能を磨いているのでしょう。結晶性知能や記憶力を磨くことで、衰えやすい流動性知能を補っているのかもしれません。

本書は、友寄さん独自の〝脳を鍛える記憶術〟だけでなく、自ら実践中の脳を元気にする心もちや考え方、そして生活術を紹介したものです。

みなさんも、参考にしてみませんか。

脳が活性化するだけでなく、きっと毎日が楽しくなるはずです。

主婦の友社　編集部

目次

2章 老けない脳をキープする7つのK習慣

興味・競争・緊迫感・環境・体・家事・心

3章 脳を鍛える記憶術

ノウハウ編

1章

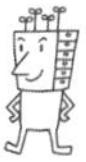

〝老ける脳〟を6つの心がけで克服！

加齢＝記憶力の低下ではありません

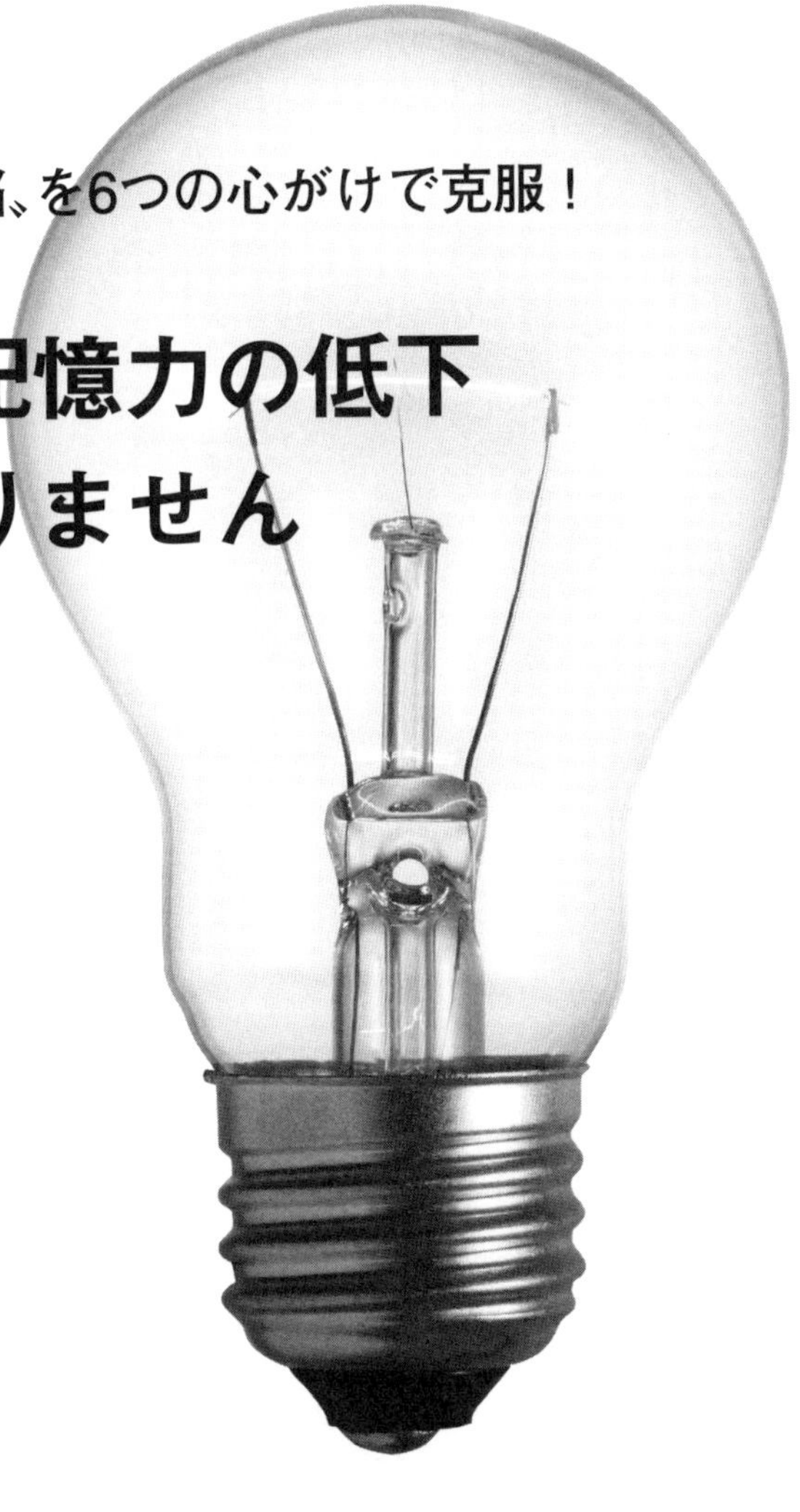

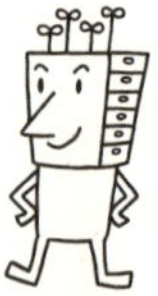

54歳で円周率4万桁暗唱の世界記録を樹立

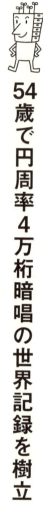

◆私は普通の〝じいさん〟です

私は、数学者でも脳科学者でもありません。ごく普通の84歳の〝じいさん〟です。生まれつき記憶力が優れていたわけでもありません。映画『レインマン』でダスティン・ホフマンが演じた主人公のように、電話帳1冊分の番号と人名を覚えられる才能もありません。

むしろ、若い頃から暗記モノが苦手でした。小学校時代は友だちと山手線の駅名や歴代天皇の名前を暗記して喜んでいた少年ではありましたが、年齢を重ねるにつれて暗記に手を焼くクチになっていきました。大学生になるとますます苦手になり、講義でハムレットの「TO BE OR NOT TO BE（生きるべきか、死ぬべきか）」の英語の一節を暗記する課題を出され、何度くり返してもまったく頭に入ってこないこともあったほどです。
そんな私が円周率4万桁暗唱に成功したのは54歳のときでした。

◆友寄式 3秒イメージ記憶術を考案

円周率は「π＝3・14」の後も永遠に数字が続きます。もちろん、記憶が苦手な私に4万桁もの数字の羅列を丸暗記できるはずがありません。

円周率4万桁暗唱に成功したのは、〝記憶術〟というノウハウを身につけたからにほかなりません。記憶術とは、電話番号や年代など意味のない数字の羅列を丸暗記するのではなく、いつでも取り出せる記憶として定着させるノウハウのことです。

その1つが〝語呂合わせ〟です。「794年、平安京遷都」を「泣《7》く《9》よ《4》坊さん平安京」、31日以外の（小の月）2月・4月・6月・9月・11月を「西《24》向《6》く《9》士《さむらい》」など、数字や記号を、連想して読める音にあてはめて覚えた経験は誰にでもあるでしょう。意味のない数の羅列は覚えられなくても、意味が読み取れる単語や文章におきかえる語呂合わせにすると「平安京で坊さんが泣いている」「西を向いている士」のイメージが定着し、スピーディに思い出すことができるんですよね。

私が、この語呂合わせで覚える記憶術に興味を持ったのは22歳のときでした。きっかけは街中で見た大道芸です。老芸人の彼は黒板に書いた20桁ほどの数字を暗記して見せ、〝記憶の極意書〟なる冊子を売っていました。

暗記が苦手な学生だった私は、すがる思いで冊子を購入しました。そこに書かれていたのが語呂合わせ的な記憶術ノウハウだったんです。

覚えにくいものもなじみのある言葉におきかえると覚えられる。「だったら『4618』は、どんな語呂合わせがいいか？　シ（4）ロ（6）イ（1）ハ（8）＝白い歯、はどうだろう」というように、冊子を購入して以来、語呂合わせによる暗記法の虜になり、友人知人の電話番号も銀行口座ナンバーも語呂合わせで覚えました。

そして語呂合わせを面白がっていた27歳のある日です。「これを覚えてみよう」と1000桁の円周率表を入手しました。

では、1000桁の数字の羅列をどうやって覚えるか？

そこで編みだしたのが語呂合わせを組み合わせて物語化する「友寄式　3秒イメージ記憶術」です。

3秒イメージ記憶術とは、

①覚えたいものを３秒の長さで言えるイメージにする
②そのイメージを３秒のリズムで思い出せるようにする
③①と②を合わせ、忘れにくく思い出しやすいように物語を完成させる

つまり、覚えたい数字を語呂合わせし、それをつなげて３秒で言える荒唐無稽なストーリーをつくり、イメージ化したストーリーを手掛かりに思い出すわけです。

具体的にいうと円周率を10桁ずつに分け、●最初の10桁・１４１５９２６５３５は「１４１《トシノ》（都市の）５９２《コクジン》（黒人）６５《ムコ》（婿）３５《サンゴ》（サンゴ）＝都市の黒人、婿にサンゴ（をあげた）」、●次の10桁・８９７９３２３８４６は「８９《ヤキュー》（野球）７９《ナンキュー》（軟球）３２《サンジ》（３時）３８４６《ミヤシロ》（みやしろ）＝野球軟球３時にみやしろ（に集合）」……と、10桁ずつ数字に語呂を合わせて３秒１単位のストーリーをつくり、イメージとして覚えていったのです（次ページ「３秒イメージ記憶術で円周率を覚える」を参照）。

これなら「都市の（１４１）」を思い出せば、つながりのある残り７桁がスラスラと出てきます。ちなみに、ストーリーは荒唐無稽なほうが、インパクトがあって脳に残りやすい、というのが私の経験結果です。

05

黄金

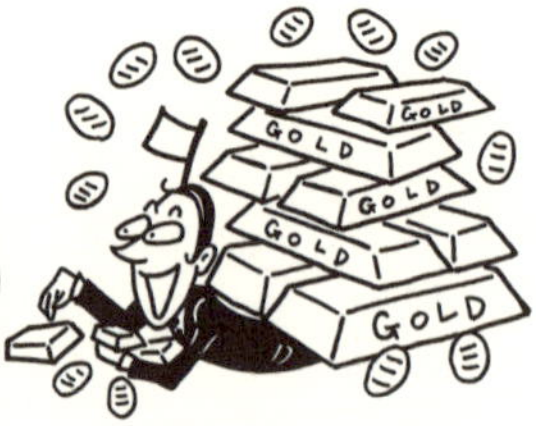

58	2	097	49	44
小判	に	負けた	欲	紳士

06

オウム

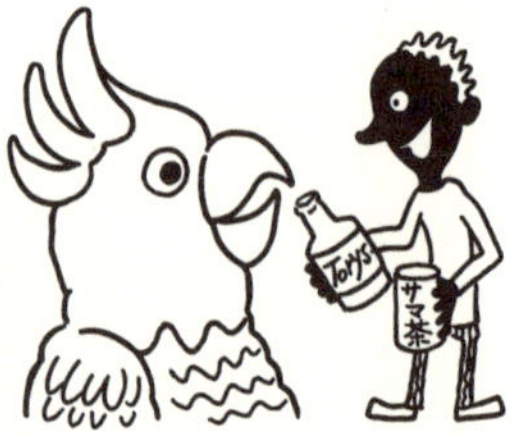

592	3078	164
(に) 黒人 (が)	サマ (夏) 茶	トリス (ウイスキー)

07

女

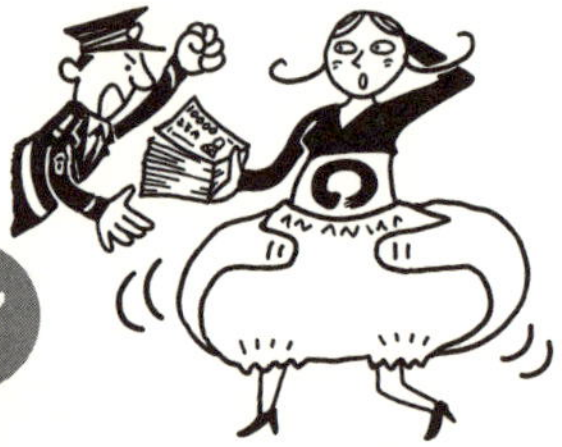

062	86	20	899
おむつ	腹	尿	罰金

08

おば

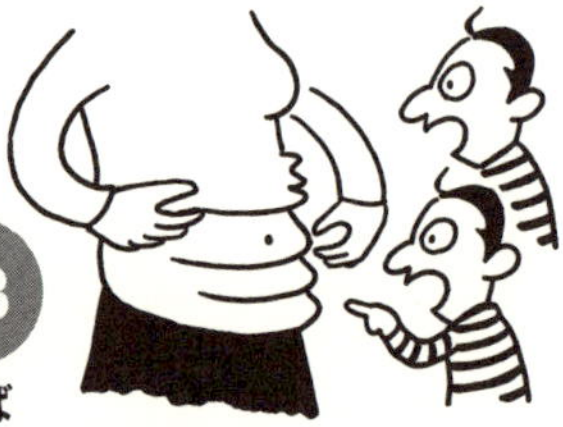

86	28	0348	25
腹	には	お産しわ	双子

09

奥 (王宮)

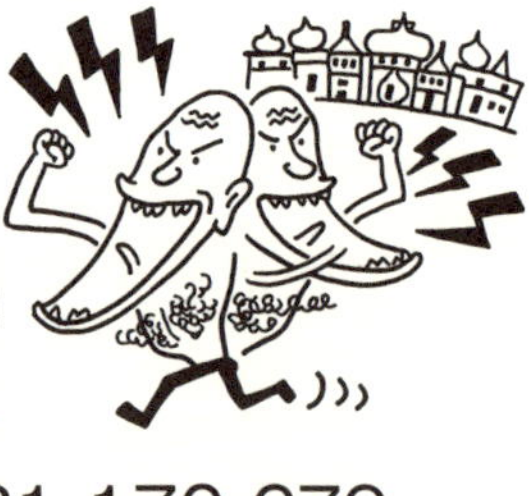

34	21	170	679
散歩	ジイ	どなれ	胸毛

10

悲恋

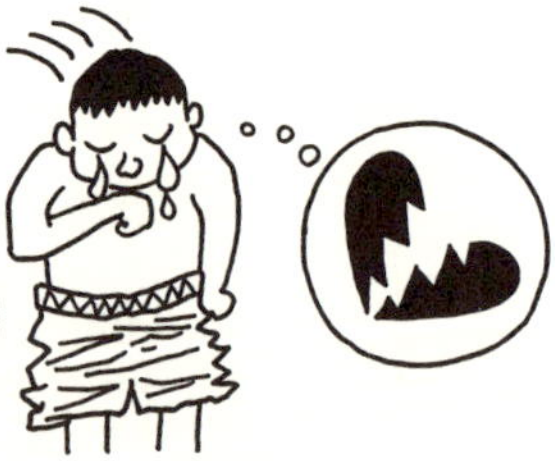

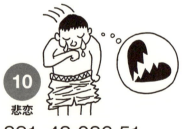

821	48	086	51
パンツの	しわ、	終わる	恋

◇3秒イメージ記憶術で円周率を覚える

●の中の数字は、00が円周率1〜10桁、01が11〜20桁（10桁台）、02が21〜30桁（20桁台）…を示す。
●の下の「王」「老い」などは、10桁ごとに語呂合わせでつけた「番地のキーワード」（128ページ「00〜99の語呂合わせ表」参照）。数字の語呂合わせは「数字ーカナ変換表」（125ページ）。

00
王

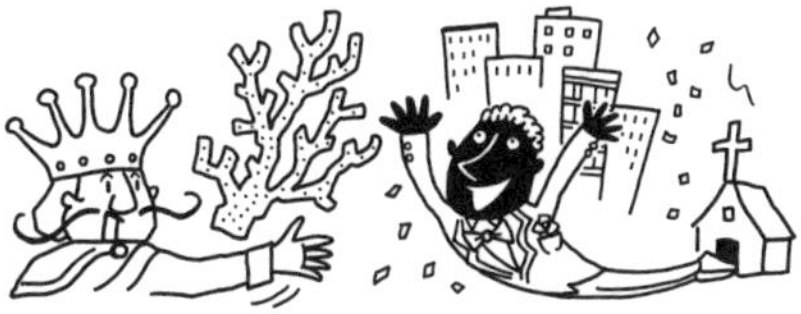

π＝3. 141 592 65 35
（が）都市の 黒人 婿（に） サンゴ（をあげた）

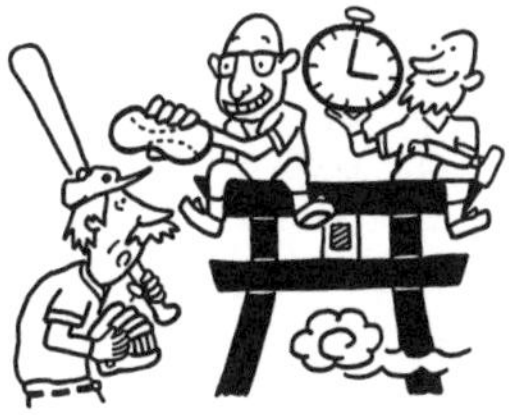

01
老い

89 79 32 3846
野球 軟球 3時（に） みやしろ（に集合）

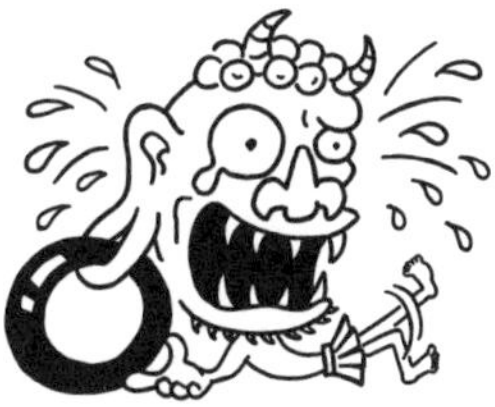

02
鬼

264 338 32 79
つるす 耳輪 ミニ 泣く

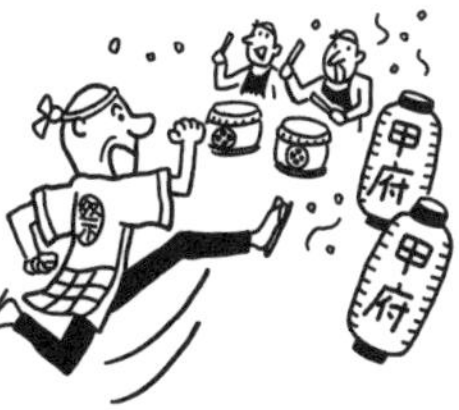

03
オッサン

502 884 1971
甲府 バヤシ（を聞きに） 行きたい

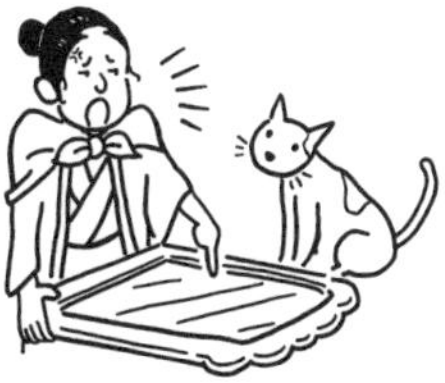

04
オシン

693 993 7510
力み 鏡（の上に） 猫 のれ（と号令）

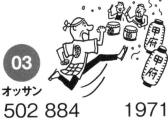

3秒で言えるストーリーにしたのは、円周率を5桁・10桁・30桁といろいろな単位にして比べたら、10桁単位が多すぎも少なすぎもせず、いちばん覚えやすかったから。そして、10桁を読み上げる平均的な長さが3秒でした。

「3秒で言えるストーリーにしたからこそ覚えられた」とわかったのは、ずいぶん後になってからでした。何と、3秒はひと呼吸で言える時間だったのです。吸って吐く人間の呼吸がおよそ3秒、つまり人間の生体リズムの長さと同じだったんです。そして、ひと呼吸で言える長さの言葉は言いやすく覚えやすいんですよね。

実際、ドイツの人間行動学者エルンスト・ペッペルによると、世界の詩の多くは1行あたりの時間がほぼ3秒とのこと。詩は文字のない時代から気持ちや史実を子孫に伝えるために、韻を踏むなどして伝承しやすくつくられたものです。1行1行をひと呼吸で言えるぐらいの長さにしてくり返し覚えたはずですから、ひと呼吸の中にフレーズがおさまるというのは至極自然なことかもしれません。

言われてみれば、「こんにちは。お元気ですか」「ハロー。ハウ・アー・ユー」などの日常会話も、だいたい3秒におさまります。

◆27年かけて円周率4万桁を覚える

こうやって3秒イメージ記憶術で円周率を覚え、1000桁暗唱に成功したのは30歳のとき。サラリーマンだった私は円周率暗唱を宴会のお座敷芸にし、「記憶名人」として拍手を浴びていました。

それから16年ほどが過ぎた46歳のときです。17歳のカナダ人男性が8750桁の円周率暗唱に成功し、ギネス世界記録に認定されたことを知りました。「8750桁なんてすごい」と感動しましたね。同時に「自分も1000桁を覚えたのだから、9000桁だっていけるかも」と思い、円周率表を入手して本格的に円周率暗唱の挑戦を開始しました。

そして46歳の終わりに1万5151桁、47歳で2万桁暗唱に成功しました。

それからも円周率暗唱を続けて7年。1987年、54歳で4万桁暗唱（暗唱時間17時間21分）の世界記録を樹立しました。ギネス世界新記録に認定され、この記録は1994年まで破られませんでした。

というわけで、ギネスブック88年版〜95年版には円周率4万桁暗唱者として私の名前が登録されています。

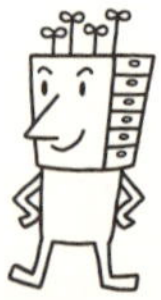

80歳で目隠しルービックキューブの世界最高齢記録を樹立

◆ルービックキューブでボケ知らず

その後も円周率5万桁暗唱に向けて記憶トレーニングを積みました。

そんな72歳のある日です。妻が80年代に大流行したルービックキューブを買ってきたんです。ルービックキューブは、6面の正立方体を各色別に揃えるというもの。私も夢中になりました。そしてキューブを久しぶりに回しているうち、ハタと気がつきました。円周率暗記で獲得した数字の語呂合わせを使って、ルービックキューブの解法手順の記憶に応用できるんじゃないか、と。上面を1、前面を2、左面を3、右面を4、裏面を5、底面を6と各面に数字をふり、各面を時計方向に90度回す動作をその面の数字で示します。たとえば、上面を時計方向に90度回す動作を「1」、180度回すなら、90度が2回なので「1」「1」のようにおきかえます。前面を時計方向に90度回す動作は「2」、180度回すなら「2」「2」……以下同様に6面すべての回転動作を数字におきかえ、語呂合わせにして覚えるのです。たとえば、前面を90度回し、次に左面を90度動かす動作は「2」「3」の数字に直し、これを語呂合わせして「23」（兄さん）と覚える。やってみると、これが面白い！　しかもルービックキューブは解法の先を読み、6色の立体の情報を把握し、第2の脳と呼ばれる指を動かします。これが脳に効かないはずがありません。楽しいだけでなく脳トレになる。そう確信した私は、記憶トレーニングの対象を円周率からルービックキューブに変えました。

翌年、テレビでルービックキューブを目隠しして完成させる少年を観ました。大会会場でキューブのランダムな色位置をすべて覚え、完成手順を考えてその場で記憶し、目隠しして想起しながら左右の指を同時に使って完成させる。「何と面白い！　しかもこのとき、脳も指もフル回転しているはず。私もやってみよう」と、75歳で目隠しルービックキューブの挑戦を始めたんです。

それから5年、80歳のときに世界最高齢記録25分04秒を達成しました。ちなみに、世界最高齢記録2位の方は、63歳のスウェーデン男性。「80代で世界一になった」というのがちょっと自慢なんです（笑）。

ただ今、記録更新に向けてトレーニング中

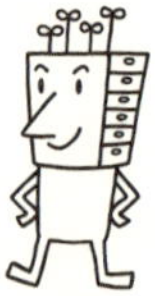

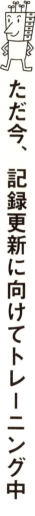

◆82歳で世界最高齢記録を更新！

80歳で「ルービックキューブ目隠し」の世界最高齢記録を出しましたが、1分ほどでできる若者がいることを知り、実は解法手順の記憶に25分もかかったことが不本意だったんです。そこでタイム更新を目指して記憶トレーニングを積み、82歳で13分55秒の世界最高齢記録を更新、83歳でも成功しました。これは今も破られていません。

84歳の現在は「ルービックキューブ目隠し」のタイム更新とともに、「複数目隠し」への挑戦を始めています。これは6個のルービックキューブを並べ、1時間かけてすべての解法手順を覚え、一気に6個を完成させるというもの（3個の場合は30分で完成）。挑戦はいくつになっても楽しいですね。そして84歳の今も、新しいことに挑戦するなかで脳が活性化しているのがわかります。

◇著者60年の記憶術の軌跡

1932年	東京に生まれる。
1954年（22歳）	電気通信大学1年生のとき、大道芸人が売っていた冊子をきっかけに記憶術に興味を持つ。
1958年（26歳）	ソニー（株）入社。海外関連業務、社内教育関連業務、能力開発研究業務などに従事する。
1959年（27歳）	円周率1000桁分の数表を入手。
1962年（30歳）	円周率1000桁暗唱に成功。
1978年10月（46歳）	17歳のカナダ人男性が8750桁暗唱に成功。 「自分にもできるかも」と円周率1万桁暗唱の挑戦開始。
1979年6月（46歳）	円周率1万5151桁暗唱に成功（3時間10分）。
1979年10月（47歳）	円周率2万桁暗唱に成功（7時間）。
1979年12月（47歳）	『友寄式　スーパー記憶術　〈ギネスブックを書きかえた男〉』出版（読売新聞社）
1987年3月（54歳）	円周率4万桁暗唱に成功（17時間21分）。 ギネスブック（1988年版から95年版）に記載される。
1988年1月（55歳）	『「3秒集中」記憶術』（光文社）出版
1989年11月（57歳）	『数字と文章3秒間記憶術』（日本実業出版社）出版
1992年9月（60歳）	ソニー（株）を定年退職。
1995年2月（62歳）	円周率5万桁暗唱に向けてトレーニング開始。
1995年4月（62歳）	目白大学で「記憶法」を講義する（～2004年）。
2005年1月（72歳）	『あきらめるのは早すぎる　脳を鍛える記憶術』（主婦の友社）出版
2005年（72歳）	記憶特訓対象を円周率暗唱からルービックキューブに切り替え。
2013年（80歳）	「ルービックキューブ目隠し」世界最高齢記録（80歳）達成
2015年（82歳）	「ルービックキューブ目隠し」世界最高齢自己記録更新（82歳）
2016年（83歳）	「ルービックキューブ目隠し」世界最高齢自己記録更新（83歳）
2016年（84歳）	ルービックキューブ自己ベスト達成（43.11秒）
2017年（84歳）	「ルービックキューブ目隠し」世界最高齢自己記録更新と「複数目隠し」挑戦に向けてトレーニング中。

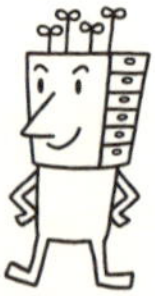

心がけ❶

老けない脳の秘訣は記憶トレーニングにあり！

◆71歳で20代の脳に

記憶のトレーニングを続けていくうち、私にはさまざまな変化が現れました。

何より、大きかったのは脳が活性化したことです。

57歳のときに東京の北里研究所で健康度の検査をしてもらったら、「自律神経機能は実年齢より20歳以上若い」と言われました。暗唱のためにリラックスして楽しいストーリーをつくり、それをくり返して思い出しているうち、脳内モルヒネと呼ばれるエンドルフィンが多量に分泌され、それが脳の若返りに貢献したようです。

ＭＲＩ画像を撮った70歳のときには、医師から20代の脳とほめられました。「70歳なら老化に伴う萎縮などの変化が見られるものだが、それが少ない。とくに、記憶に関わる側頭葉の内側や海馬部分の萎縮がほとんど見られない」と。

大脳は前頭葉、側頭葉、後頭葉などに分かれ、側頭葉は記憶や言語理解などに関わる領域といわれています。海馬は記憶をコントロールする〝記憶の司令塔〟と呼ばれるところで側頭葉の奥深くに位置しています。そして海馬は脳の中でも加齢とともに衰えやすいところ。しかもアルツハイマー型認知症などで最も障害を受けやすい場所と考えられています。その一方、大人になるにつれて細胞が減るばかりと思われていた脳の中で、海馬だけは新しい細胞が生まれるという研究報告があることを知りました。「記憶や脳の中枢を担う海馬だけは、いくつになっても神経細胞が新しく生まれ、海馬の体積を増やすことがわかったのです。つい十数年前の出来事です」（瀧靖之『生涯健康脳』より）

私も記憶トレーニングを続けることで記憶を司る海馬の細胞が増えたのではないか、と思っています。

◆集中力がアップ

記憶力を磨くうち、より長い時間を集中できるようにもなりました。

私は定年後、学生時代に始めた囲碁を再開しました。始めた頃は3時間でヘトヘトになり、集中力もそれが限界。ところが円周率暗唱のために記憶トレーニングを積むうち、長時間の集中が苦にならなくなったんです。75歳のときには、食事時間を除いて午後1時から翌朝3時まで囲碁を打ち続けました（妻には呆れられましたが）。

記憶トレーニングは集中しなければできません。短時間の集中を積み重ねていくうちに、集中できる時間が長くなったのでしょう。

◆よく眠れるようになった

若い頃から低血圧だった私は朝の目覚めが悪く、起きてもボーっとしている時間がとても長かったんです。

ところが記憶トレーニングを続けるうち、コロッと寝ついてすっきり目覚められるようになりました。「年をとってなかなか寝つけない」「睡眠が浅くなった」「途中で目覚める」という話はよく聞きますが、私は深い眠りが得られているようで途中でトイレに起きてもすぐに寝つけます。

日中によく活動すると熟睡できる、という経験は誰にでもあるはず。おそらく意識して記憶する時間のなかで脳がフル回転して適度に疲れるのでしょう。またヨガや散歩も日課にしていますので、脳と体がバランスよく使われているのだと思います。

◆世界が広がった

数字の語呂合わせは創造力がモノをいいます。たとえばご主人や奥様の誕生日が5月10日だとします。あなたなら、どんな語呂合わせにしますか？　5をファイブと呼んで「誕生日は5（ファイ）10（ト）」もいい。7月13日なら「誕生日は71《ナイ》（内）3《ミ》（密）に」なんてのはどうでしょう。

どうやって語呂合わせをするか。考えるのは面白いし、頭の体操になります。しかも好奇心が旺盛になりました。語呂合わせには多くの言葉と、そのもののイメージ化ができなければなりません。たとえば「8749」の語呂合わせ。「87は8（ハ）7（ナ）＝花。とすると49は何がいいだろう」と考える。「花で49の語呂合わせができるものはないか」と考え、「49（シク）ラメンはどうだ。8749＝花のシクラメン」というように語呂合わせができると「やったー」という気持ちに。しかも「シクラメンってどんな花だったっけ」と新たな興味がわき、散歩中にシクラメンを探したりするわけです。そうやってどんどん興味の対象も広がっていきました。

知らないことを知るのは面白いですね。私は記憶トレーニングで、より人生が楽しくなりました。

◇記憶術で成果を得るまでのイメージ

本書で解説するノウハウのイメージです。流れや位置づけを想像してみてください。

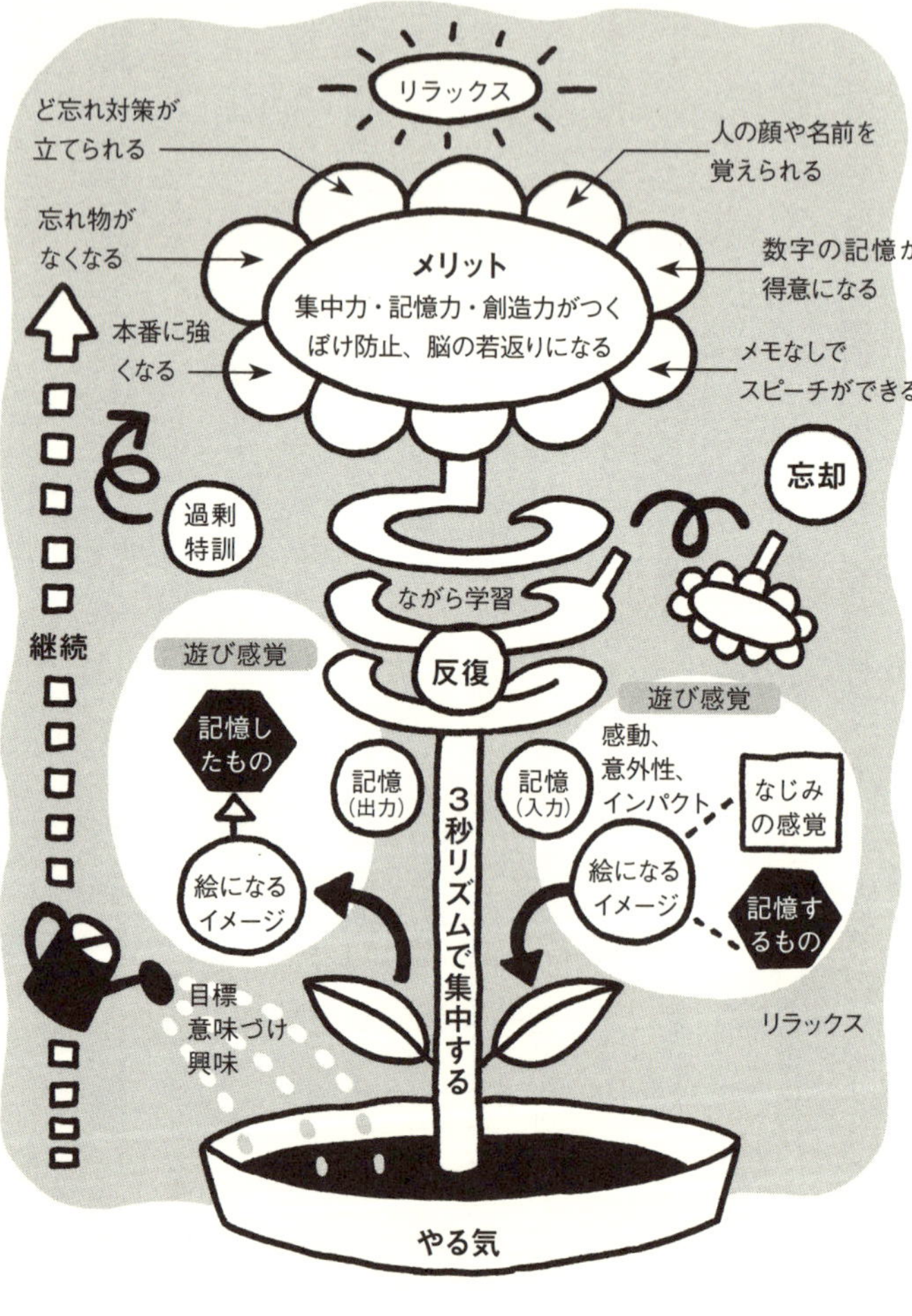

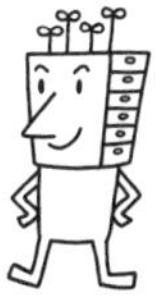

心がけ❷ 記憶力を磨く生活のすすめ

◆加齢で衰えるのは暗記力

長年にわたって記憶トレーニングを続け、また記憶力アップのために脳に関するさまざまな文献を読んだ私は、「老けない脳の秘訣は記憶にあり！」と断言します。

だからこそ、みなさんにも記憶力を磨く生活を楽しんでほしいんです。

「円周率○桁を記憶してほしい」「ルービックキューブの解法を覚えて」と言っているわけではありません。

電話番号や暗証番号、家族や友だちの誕生日など、今まではメモしていた数字を記憶として定着させませんか。その日々のなかで脳は活性化するはずです。しかも記憶として定着すると番号を記したメモを探したり、「あれは何番だっけ」とイライラしたり、「キャッシュカードの暗証番号をど忘れした」と慌てたり……、そんなストレスがなくなります。

そう言うと「いやいや、加齢で記憶力が低下して。この年になると新しいことが覚えられない」と尻込みする方が少なくありません。

それは早とちりというものです。

「加齢＝記憶力の低下」ではありません。

確かに子どもの頃は、ひと目見ただけでパッと暗記するという芸当がさほど意識しなくてもできました。暗記力は15歳前後から効率が悪くなることがわかっていますから、それまでに漢字や九九などを丸暗記で覚えるのは脳の生理にもかなったことといえます。

実際、大人になってからの暗記は一夜漬けの試験勉強と同じで、覚えた端から忘れてしまいやすい。年齢や個人差はあれ、その傾向は誰にでもあると思います。つまり大人になって暗記したことは、長期記憶として脳に定着しづらいのは確かです。

ならば、長期記憶として脳に定着させる方法をとればいいんです。それは丸暗記ではなく、記憶するための工夫をすること。つまり、記憶術で覚えればいいんです。

また自分が80代になって思いますが、確かに新しいことが記憶として定着するまでのスピードも、50代より80代の今のほうが遅くなったのも事実です。ならば、記憶が脳に定着するまでくり返して覚え直せばいいんです。

◆創造力や思考力は年を重ねるほど豊かに

また、創造力や思考力は年を重ねるほど優れることをご存じですか？

以前は、知能はある年齢から加齢とともに低下すると考えられていました。でも最近の研究で、学習や経験を積み重ねるなかで蓄積した知識に基づく判断力・創造力・思考力などの総合力といわれる「結晶性知能」は、高齢になっても衰えの少ないことがわかっています。

実際、高齢になってますます精力的かつ創造的に活動している政治家や芸術家、技術を要する職人はたくさんいますよね。

そして語呂合わせ的な記憶術は、言葉のなじみを利用して覚えるもの。たとえば「西向く士」。私と同世代の人は、すぐに西を向いている士がイメージできるでしょう。でも、小さな子どもはすぐに〝士〟を思い浮かべることができるでしょうか。

語呂合わせ的な記憶術は、自分にとってなじみの言葉が多い経験と知識が豊かな大人ほど有利な記憶法といえます。そして、くり返すようですが語呂合わせで覚えたことは忘れにくい。実際、私は今でも円周率２０００桁の暗唱ができます。円周率を10桁ずつに分けて覚えた私は、たとえば「70桁目は？」と聞かれれば70桁目から暗唱することができます。４万桁も、復習すれば短期間で思い出せる自信もあります。少しずつですが、ルービックキューブの完成タイムも向上しています。10秒台を出すしなやかな指の子どものようにはゆきませんが、84歳のときの日本大会では自己ベスト43・11秒を出しました。

つまり「記憶力は年齢とともに低下する」という常識はまちがい。記憶力が低下するのではなく、丸暗記がしにくくなっただけです。新しいことが覚えられないのではなく、記憶として定着するまでのスピードが落ちただけです。

そう思って「記憶力が低下した」と思い込んでいる方も記憶術を身につけませんか？　そうすれば記憶力は向上します。

もちろん、記憶力の向上が脳の活性化の大きな手助けになることはいうまでもありません。

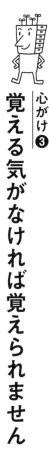

心がけ❸

覚える気がなければ覚えられません

◆その気になったものしか覚えられない

何歳になっても、記憶法を工夫すれば記憶できます。

ただし、それは「覚えよう」という気持ちがあってこそ。老若男女を問わず、覚える気がないものは覚えられません。

それを証明するユニークな報告もあります。ヘッドフォンをかけ、左右の耳に別々の内容のメッセージを流します。その際、「どちらかの音だけ注意して聞いてください」と言うと、注意を向けていないほうの耳の音はまったく覚えられていない。それればかりか、メッセージを読んでいた男性が途中で女性に替わっても外国語のメッセージに変えてみても、気づかなかったという話がありました。

次ページで「覚える気がないものは覚えられない」ことを表すクイズを1つ！

パンダの黒いぶちを正しくかけますか？

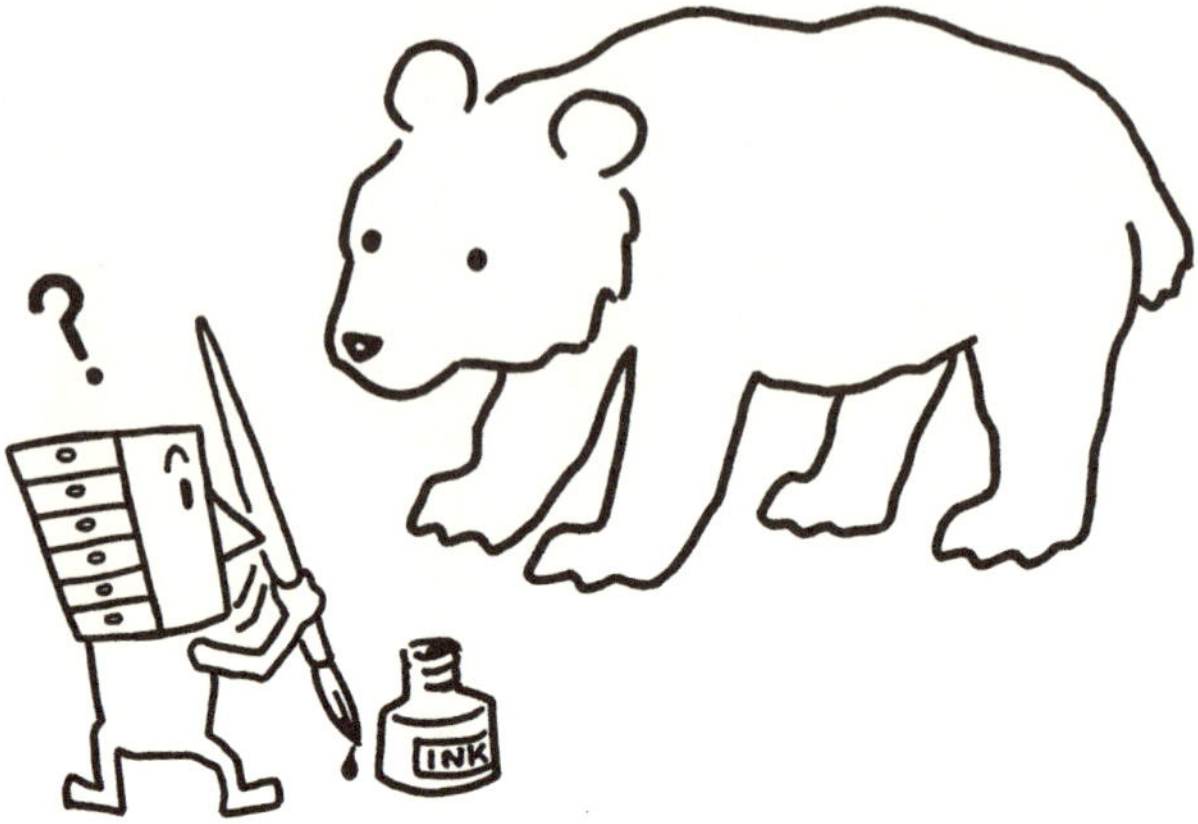

上記のイラストは、黒いぶちを抜いた真っ白なパンダです。このイラストに黒いぶちをかき入れてください。「黒いぶちは目のまわりと……どこだっけ？」と迷いませんか？　イラストにちゃんと黒ぶちを入れられた人はそんなに多くないはず。動物園やテレビなどで何度も見ているパンダ。でも、覚える気がないと覚えられないんですよね。

2日前の天気も、昨日の夕食のメニューも、新しいビルを見て「以前は何があったっけ？」と考えても思い出さないのも、記憶力が低下しているのではなく、目には映っていても覚えようとしていないから。電話番号などもしかり。「若い頃は覚えられたのに、今は……」という方は多いでしょう。それは年齢ではなく、「携帯電話や手書きの住所録に書いてあるから」と思って番号を覚えようとしないからではありませんか?

◆やる気に火をつけるためには導火線が必要

では「覚えよう」というやる気に火をつけるには、どうすればよいのか。

4つの導火線が必要です。

①目標を立てる

何をするにも目標が必要です。「○○までに□□をやる」と締め切りを決めて目標を立てるとより効果的です。たとえば語学。「英語が話せるようになりたい」より、「東京オリンピック・パラリンピックで海外から来た人に英語で道案内ができるように」など具体的かつ「○○までに」の目標を持つほうが覚えるスピードは増します。

ただし、あまりにも大きな目標は挫折しやすいので注意しましょう。目標は「頑張れば手が届きそう」くらいのものがいいですよ。

私は「円周率1000桁が覚えられたのだから9000桁いけるかも」と9000

桁暗唱の目標を立てました。そして1年の目標、月の目標、今日の目標を決めてトレーニングしました。大きな目標から小さな目標をつくり、間近の目標に集中したほうがよいからです。マラソンで勝利するには5キロごとのラップタイムも重要で、常に目前の課題をクリアしなければ望むタイムでゴールできない。それと同じです。

②とにかく始める

やる気にならないときは、なにはともあれ「始めること」が大切です。読書なら、まず1行をゆっくりとていねいに読んでみましょう。そうしたら興味がわいて次の1行も読みたくなるかもしれない。記憶も同じで、まず1つの番号を覚えてみる。すると「もう1つ覚えよう」となりますよ。

始めることがやる気を生み出す。始めなければやる気にはならない。そう心得てくださいね。

③充実体験を積み重ねる

3番目の導火線は充実体験です。クイズが解けたとき、趣味のものが完成したとき、仕事が成功したとき……。何かができたとき、私たちは大なり小なりワクワク・

ドキドキの喜びに包まれ、「やったー」という達成感を得ることができます。あの快感が「もう一度やってみたい」というやる気を引き起こすのだと、私は思います。

実際、東北大学加齢医学研究所・瀧靖之教授の著書『生涯健康脳』のなかにはこんな記述があります。

「『扁桃体』は、アーモンドのような形をした直径わずか1㎝ほどの小さな脳の領域です。『見る』『聞く』『触る』『嗅ぐ』『味わう』など感覚で得た情報が扁桃体に伝わります。そこで扁桃体は、好きとか嫌いとか、心ちよいとか不快とか、あらゆる感情に仕分けしていきます。その仕分けのときに、楽しい！嬉しい！おいしい！素敵！と感じたとき、扁桃体は『報酬系（ほうしゅうけい）』とよばれる神経器官に司令を出して神経伝達物質を放出させます。その報酬系の伝達物質がドーパミンです。このドーパミンが記憶力を高め、また、心ちよいという気持ちや、達成感、そしてやる気を生み出します」

充実感や達成感はやる気のもとです。私も同じで「あの『やったー』の気持ちになりたい」と思うから、「覚えよう」とやる気が出てくるんです。

④ほめられること、認められること

最後の導火線は人からほめられたり、喜ばれたり、認められたりすることです。

私は小学校4年生のとき、学校の授業で和歌を1首覚えたことがありました。

［東風吹かばにほひおこせよ梅の花主なしとて春を忘るな　菅原道真］

親戚のおじさんの前で口ずさんだところ、「こんなむずかしい和歌を覚えたのか、偉いな」とほめられ、私はうれしくなって、また1首を覚えました。新しい和歌を披露するたびにほめられ、次々と新しい和歌を覚えていったのです。

「認められた」「ほめられた」は、次のやる気を引き起こします。ですから、もしあなたのお孫さんなどが漢字や九九の暗記が苦手で困っていたら、できた部分を見つけて少しオーバーなくらいにほめてくださいね。

もちろん、大人も同じですよね。ほめられて怒る人も意気消沈する人もいません。もし、ご主人や奥様が何かに挑戦していたら、「すごいね」「そんなに覚えたの」とほめてあげてください。

ほめてくれる人がいなければ、自分で自分をほめればいいんです。覚えたいことの目標カレンダーをつくって今日の目標が達成したら花丸をつけるのもいい。「今月の目標を達成したら、○○店のケーキを食べる」と自分にご褒美をあげるのもいいと思います。きっと、どんどんやる気が出てくると思いますよ。

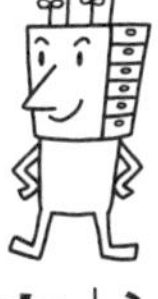

心がけ❹

忘れて当たり前。継続が忘却を克服する

◆「くり返し覚え直す」が記憶の王道

私は普通の人間ですから、「昨日のことなのに忘れた」なんてことはざらにあります。一時期は「自分は忘れやすい人間かも」とかなり悩んだものです。

でも、あるとき「人間は忘れるのが当たり前」という当然のことに気づきました。逆に見たり、聞いたり、ふれたり、食べたり、嗅いだり、感じたりした出来事をすべて覚えている人なんていませんよ。人の脳は忘れるようにできている。そう思って「忘れっぽい」なんて悩みは捨てましょう。

人間は忘れるようにできている。では、そのなかで記憶を定着させるためにはどうしたらいいのか？

くり返して覚え直せばいいんです。

当たり前のことですが、くり返し覚え直すほど記憶として残りやすくなります。たとえば漢字。一度では覚えられないむずかしい漢字も、くり返して練習するうち書けるようになりますよね。つまり、記憶が増強されたわけです。

「忘れて当たり前。くり返し継続が忘却を克服する」のです。

◆忘れかけた頃、くり返し覚え直す

「忘れた、どうしよう」ではなく、忘れたらまた覚えればいいんです。ただし、くり返し覚える〝反復〟にはポイントがあります。

①成功をイメージしながら、くり返す

漠然と思い出すより、「成功」を意識しながらくり返すのがミソです。

私が円周率4万桁暗唱に挑んだときの成功イメージは「最後は1です」というセリフでした。4万桁目の数字は1だったので、成功したら格好よく胸を張ってこう言おうとイメージしながら暗唱トレーニングを続けました。実際、本番で4万桁目にこのセリフを言ったときは、全身がカッと熱くなりました。

プロ野球のピッチャーのなかには、前日に翌日の試合の勝ち投球パターンをイメージ・トレーニングして本番に臨む選手がいるそうです。あるピアニストはコンサート本番の朝、当日演奏する全楽曲を頭の中で完璧に弾いてからホールに向かうと聞きました。

成功している自分や、決めのセリフ（演技、プレーなど）が格好よくできている自分をイメージしながらの反復は楽しく、成果を上げやすいです。

②失敗記憶は成功のもと

「覚え直す」とは、できたかできなかったかを意識しながら、くり返すことです。

童謡『ふるさと』の歌詞「ウサギオイシカノヤマ」の意味を聞かれ、「『うさぎの肉がおいしかったなあ、あの山では』という意味でしょ」と答えたら、「あれは『うさぎを（狩りで）追ったあの山』という意味だよ」と正されて赤面したという人がいました。「自分はばかな思い込みをしていた」という恥ずかしさや衝撃とともに正しく覚え直せば、より忘れにくい記憶にすることができます。

記憶の失敗は成功のもと。自分の記憶が正しいかどうか、「うさぎがおいしい」のか「うさぎを追った」のか、正解を常に自分の頭で確かめながら、意外性と衝撃を持って覚え直せば、より記憶が定着しやすいです。

③2割忘れたらおさらいする

さらに効率よく覚え直して記憶を定着させるコツがあります。それは「忘れかけた頃のおさらい」です。

全部忘れてから復習するのは無駄の極地です。私も経験ありますが、英単語集をAから覚え始めて半年後にZまできた頃にはAの単語を忘れていました。そうではなく、A（apple）、B（book）、C（cat）、D（dog）、E（eat）という5つの単語を覚えるときは、［A］［B・A］［C・B］［D・C］［E・D］［A・B・C・D・E］というように何度も後戻りしながら、5個覚えたら1回復習するのがベスト。一見、非効率的ですが、記憶の定着率は格段に違いますよ。

また、私の経験でいくと、記憶モノは全体の2割程度を忘れた頃におさらいするのが効果的です。

私がサラリーマン時代に円周率を記憶したとき、自宅から駅までの徒歩20分で100桁を覚えました。ところが電車に乗ってくり返すと2割くらいは忘れている。「覚えたばかりなのにくやしい」と思いながら、また覚え直す。そして昼休みに想起すると、やっぱり2割くらい忘れています。そこでまた覚え直す。そうやって2割くらい忘れた頃に反復するうち、確実な記憶となって定着しました。

あるいは初めて覚えたら10分後に覚え直し、次は1時間後、次は翌日、3日後、1週間後と自分が忘れかける頃を目安にするのもいいです。

このタイミングは数字などの記憶だけではありません。囲碁の問題集なども同じようなタイミングで覚え直すと、あきらかに記憶の効果が上がりました。ダンスの足さばき、茶道のお点前の手順、楽譜の暗譜などの記憶にもおすすめです。

④そり跡イメージで前向きに

理由はよくわかりませんが、くり返しても何をしても完璧に覚えられないときもあります。私も「いくらくり返しても覚えられない」というときがありました。

そんなときは、〝そりの跡〟をイメージしました。

そりの跡とは、真っ白な大雪原をそりが走った跡のこと。最初に通るそりは走りにくいかもしれません。一度しか通らないそりの跡は浅く、雪が降ると隠れてしまうかもしれません。でも回数を重ねるほどに必ずそりの跡は深くなり、回を重ねるごとに走りやすくなります。

記憶も同じで最初は覚えるのに苦労しても、何度も覚え直すうちに〝記憶の道〟が深くはっきりと刻まれていきます。

実際、そり跡の効果は、あなたも経験しているはずです。何度も歌った小学校の校歌を30年たった今も暗唱できる。昔習って大好きになり、何度となく口にした和歌の文句が大人になってふっと口をついて出てきた。若い頃に何度も聴いて歌った流行歌は、今もスラスラと歌詞が出てくる……。ふだんは忘れたつもりでも、くり返ししっかり覚えたことは記憶の道が刻まれ、すぐに思い出せるものなのです。

何度も通るうち、必ず刻まれるそりの跡。それをイメージし、「何度も覚え直せば記憶の道が刻まれ、いくつになっても覚えられる」と信じれば、やる気がわきでてくるし、そう思ってくり返し復習すれば必ずしっかり覚えられます。そして、しっかり覚えたことは忘れにくくなります。

◆マイナスをプラス思考で受けとめる

また、記憶トレーニングには気の持ちようも大事です。

当然ですが、覚える量が増えていけば忘れる量も多くなります。私の実例でいうと、8カ月で円周率1万5000桁を覚えられたのに、4万桁の記憶には8年もかかりました。忘れる量が多いだけ、すべてを覚えるには時間がかかったわけです。記憶は量が増えるにつれ、「3歩進んで2歩下がるもの」「たまには『3歩進んで4歩下がる』こともあるさ」くらいの気持ちでいましょう。

大切なのは「4歩下がって」もクヨクヨしないことです。

「人間はくり返し覚え直すたびに、確実に記憶量は増えていく。だから、これは一時的なもの」と楽観して、トレーニングを続けていく前向きな気持ちが大事です。また「5個覚えたのに1個忘れた」というときは「4個も覚えられた！　あと1つ頑張ろう」と思えばいい。プラス発想を伴侶にできたなら、記憶トレーニングの継続性も上がりますよ。

プラス発想の力を証明するデータもあります。

私は以前、脳力開発研究所の志賀一雅所長に円周率暗唱時の脳波を測定していただいたことがあります。暗唱が好調なときはリラックス状態を示すアルファ波が増加し、不調のときは減少しました。リラックスしているからこそ集中でき、よく思い出すことができたんです。

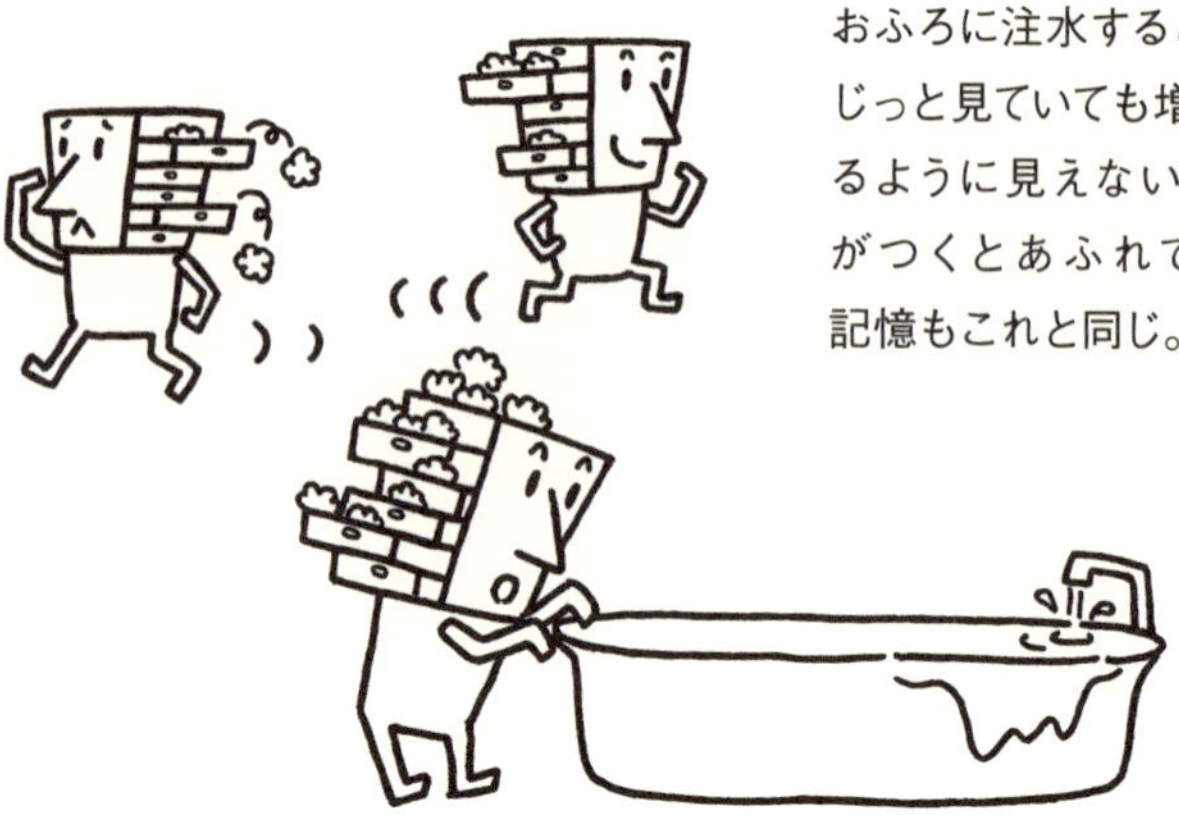

おふろに注水するときは、じっと見ていても増えているように見えないが、気がつくとあふれている。記憶もこれと同じ。

また、環境の変化による集中力の変化を調べるために脳波を比較測定したときのこと。テレビ放送終了後の「ザーッ」という不快な音を聞いていたときの脳波は、緊張・興奮状態のときに現れるベータ波になりました。しかし、「これは滝の音だ。自分はいま滝に打たれながら心身ともに清められている」とイメージを変えてみたところ、本当にその気になって脳波もリラックス状態を示すアルファ波に変わったんです。

自分にとってマイナスに見える出来事も、気の持ちようでプラス現象としてとらえたら、脳はリラックスする。そのリラックス状態で、脳はまたイキイキと動き出すようになるんですよね。

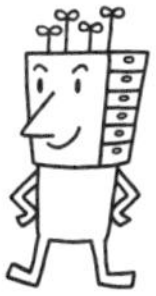

心がけ⑤ 記憶トレーニングの時間がない

◆こま切れ時間を有効活用

また「記憶力を磨きたいけれど時間がない」という方もいらっしゃるでしょう。

私もそうでした。よく記憶するためにはどのくらいの時間をかけ、どんなトレーニングをしたらよいか。これは私が円周率暗唱を志した当初の最大の課題でした。

そして当時サラリーマンだった私は、試行錯誤の末に暮らしの中のすき間時間、すなわち「こま切れの時間」を有効活用しようと思いました。「時間のある週末にまとめて」「いつかそのうち」などと思っているうちに、机の上には未読の本が山積みになって……。そんな事態を回避するために通勤電車の中で本を読んだら思いのほか集中できた経験から、日常の中に生まれる5分・10分のこま切れ時間を活用しようと考えたわけです。

結果的に、これは大正解でした。

家から駅まで歩く20分、通勤電車に乗っている50分、駅と会社の間を歩く20分。さらに「電信柱から次の電信柱まで10桁、その次の電信柱までもう10桁を覚えよう」と自分で時間制限を設けました。そうやって往復3時間を軸に、円周率4万桁をすべて覚えました。

制限された時間内に自分なりの目標を設定して集中すれば、同じ時間をかけて漫然と過ごすより緊迫感を持って効率的に反復練習ができるんですよね。

これは多くの方が実践している時間術のようです。「銀行の待ち時間や電車の乗り換えを待つ間に暗譜のおさらいをするとよく集中できる」と話す著名ピアニストもいらっしゃいました。「掃除は毎朝20分で、と決めたら効率よくできるようになった」という主婦の方もいました。

もちろん、会社を退職して自由に使える時間が増えてからも、円周率の覚え直しや囲碁の問題を解くための思索にはトイレの中や入浴中、庭仕事時や外出時の歩行中など、それまで同様にこま切れ時間をできるだけ無駄にすることのないように活用しています。

今の私の生活は第2章でご紹介しますが、現在、脳出血で倒れた妻を介護し、家事もしています。そのため、あまり自分の時間がありません。それでもトイレにも行けばお風呂にも入ります。駅まで歩く時間もあります。介護や家事の合間時間もあります。そのすき間時間でルービックキューブの解法手順の記憶をしています。

お仕事中の方も退職した方も主婦の方も、記憶のためにまとまった時間をとれる人はそれほどいないでしょう。だからこそ、こま切れ時間を大切にしませんか。

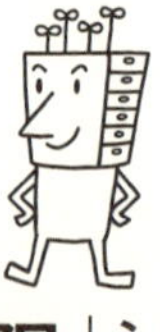

心がけ❻

限界は自分が決めるもの

◆「どうせ無理」はやってみなければわかりません

記憶力の向上を妨げるもう1つが「自分で限界を決める」ことです。

挑戦は何でも同じだと思いますが「私にはできない」「この年だから無理」と思った瞬間から何もできなくなります。それは前に進もうとする自分の足を自分で押しとどめることであり、自分の限界を自分で決めてしまうこと。

それはもったいない。

私の経験からいくと人間に「どうせ無理」はありません。実際、70代でも80代でも「記憶トレーニングを続けたら、覚えられた」とみなさん、おっしゃいます。たとえ途中でやめてもいくつかのことは覚えられたわけですから、新しいことを覚えるのは無理ではないことに気がつくはずです。

◆「やっても無駄」なことはありません

「やっても無駄。記憶力を磨いても脳の老化は抑えられない」と思う方もいるかもしれません。

いえいえ！　記憶トレーニングを続け、また脳や能力開発に関するさまざまな文献を読み、確信していることがあります。

それは脳の力に限界はないということです。

つまり「やっても無駄」なことなど何ひとつありません。やればやるだけ何かが得られるし、使えば使うだけ脳は応えてくれます。確かに若い頃のようにスラスラと頭に入ってこないかもしれません。でもくり返して学べば必ず前に進めます。たとえば今日1つの何かを覚えたら、その分だけ脳は回転して活性化しているわけです。ねっ、無駄なことはないでしょ。そして「ヤッター、覚えられた」という喜びや達成感がやる気につながって、またやりたくなる。その積み重ねが老けない脳につながると思います。

◆「私は大丈夫」という根拠のない自信は禁物

本書を手に取ってくださる方は記憶力の低下や物忘れなどが気になり、ひいては認知症への不安を抱えているのかもしれません。

実際、2012年時点で、認知症を患っている人は462万人と推計され、2025年には約700万人に達するともいわれています。（厚生労働省「認知症施策推進総合戦略（新オレンジプラン）」より）

認知症は、もはや他人事ではありません。もちろん、84歳の私にとっても。ですから「もしかして認知症になったら」と心配や不安を抱える気持ちはよくわかります。「そうならないために脳を活性化したい。記憶力を磨きたい」という気持ちもよくわかります。

その一方、「私は大丈夫だから、脳トレも記憶トレーニングも必要なし！」という方もいますよね。その楽観的な考えはストレスがたまりにくく、個人的には悪くないと思います。

ですが、何もしないのはやっぱり危険だと思います。だって、脳は筋肉と同じで使わなければ衰えていくのですから。しかも、何もしなければ加齢とともに脳細胞が減っていくことも研究でわかっています。認知症になるかどうかは別として、脳の衰えは防ぎたいものですよね。

記憶することを受験勉強や修行のように考える必要はありません。もっとゲーム感覚で楽しみましょう。楽しむうちに覚えることが面白くなり、そして脳はイキイキすると思いますよ。

◆「ばかばかしい」は平気心でクリア

誰だって落ち込んだり、迷ったりすることはありますよね。だからこそ、ブレない自分を持ち続けるための〝平気〟を保つ努力がいります。

平気には2つの意味があり、1つは他人の言葉に動じたりしない平気です。

私が円周率4万桁暗唱でギネスブックに登録されたとき、テレビなどで紹介されました。「すごいですね」「面白い」と多くの方からお声をかけていただきました。その一方「円周率暗唱が何の役に立つんだ」と言われたことも数知れず。目隠しルービックキューブの世界最高齢記録を出したときも同じでした。

そんなときは、自分を信じてわが道を行く。そう「何を言われても自分がやりたいのだからいいんだ」という平気の気持ちです。

もう1つは自分の迷う心をふりほどく平気です。「何のためにやるの?」「何の役に立つんだ?」と、他人から言われるうちはまだ平気でした。問題は、自分が「こんなことをやって何の意味があるんだ。ばかばかしい」と思ったときです。実際、私が円周率暗唱の試みがばかばかしくなって「なぜ、こんなばかなことに挑戦しているのか。もうやめよう」と思ったのは一度や二度ではありません。その途端、円周率がまったく覚えられなくなりました。

そんなときは「自分がやっていることは、こんなに意義がある」と自分を納得させることが先決です。そこで「今まで記憶トレーニングを続けてよかったことは何だろう、悪かったことは何だろう」と考えたんです。

まず記憶トレーニングをしてよかったことを紙に書き出してみました。集中力がついたこと。寝つきも目覚めもよくなったこと。語呂合わせを考えるのが楽しいこと。記憶名人とほめられたこと。記憶術に関する話題が増えたこと。人が面白がってくれること。記憶術の講演などを通してさまざまなジャンルの人と交流が広がったこと。講演会などで、みなさんの笑顔と出会えること。たくさん挙げることができました。

次に悪かったことを挙げようとしたのですが、これといって思いつきません。なんだ、よかったことばかりで悪いことは何もないじゃないか。そう思ったら「ばかばかしい」の気持ちがスーッと消え、代わりに「だったらもっと続けてみよう」という前向きな気持ちがわいてきたんです。そうしたら、また覚えられるようになりました。このとき、脳は前向きでないと動かなくなるということも知りました。

みなさんのなかにも「電話番号もパスワードもメモすればいいだけ。覚える必要がないし、記憶するなんてばかばかしい」と思う方がいるかもしれません。途中で覚えることがばかばかしくなることもあるでしょう。

でも、覚えて損はありますか？　覚えることで脳が活性化したり、メモを探す必要がなくなったり、記憶力が向上して他のことも忘れにくくなったり、いいことばかりではありませんか。

「ばかばかしい」と思ったときは、記憶力を磨くことでよいこと・悪いことを羅列してみてください。「よいことばかり」と気がつけばやる気が大きく確かになり、「もっと覚えたい」となって記憶することが楽しくなると思います。

2章

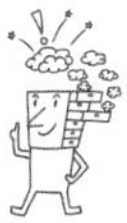

興味・競争・緊迫感・環境・体・家事・心

老けない脳をキープする７つのＫ習慣

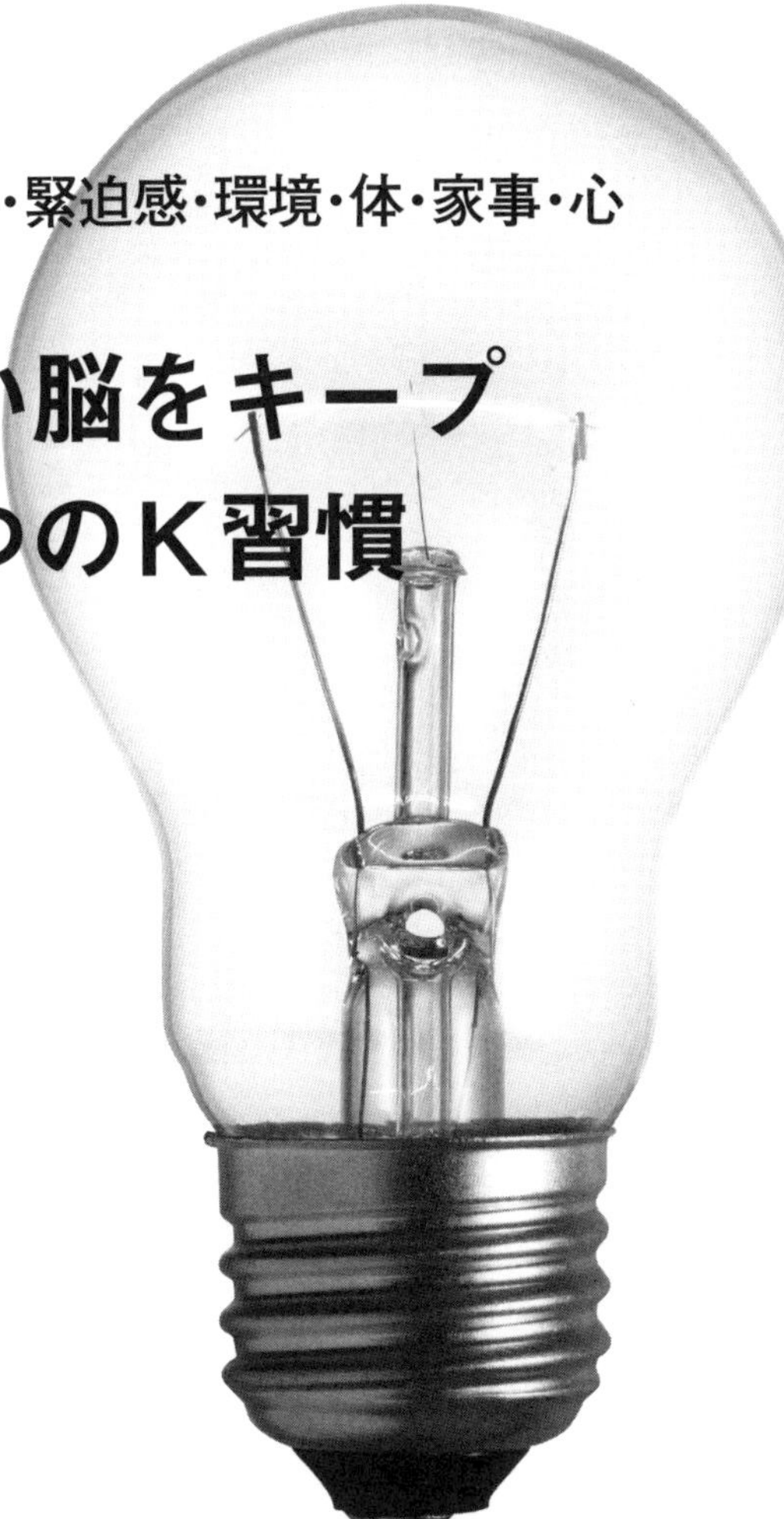

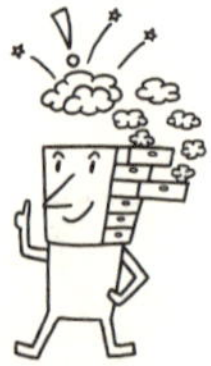

7 K習慣が、老ける脳と老けない脳を分かつ！

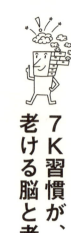

◆脳の元気は日々の小さな積み重ねから

暗証番号や電話番号など数字の羅列、今日の買い物の内容、人の名前……。いつもはメモしていたことを記憶しましょう（具体的な記憶法は第4章の記憶術の応用編へ）。

脳の中でも加齢で衰えやすいのが記憶を司る〝海馬〟の部分です。その一方、海馬は使うほどに神経細胞が増えるところ。つまり覚える生活を意識すれば、それだけで老け脳の克服になるはずです。

もちろん、老けない脳をキープする方法は〝記憶すること〟だけではありません。適度な運動を日課にしている人と何もしていない人では、筋肉量も体力も違いますよね。食事に無関心な人に比べ、気をつけている人は生活習慣病のリスクが減ります。体の健康と元気は日々の小さな積み重ねから。脳も同じです。

記憶術の研究とともに、脳に関するさまざまな文献を読んできた私は「脳によい生活をすれば、脳の元気を保つことができる」と確信し、生活習慣の見直しを続けてきました。

◆キーワードは「興味」「競争」「緊迫感」「環境」「体」「家事」「心」

では、脳によい生活習慣とは何か？

キーワードは「興味」「競争」「緊迫感」「環境」「体」「家事」「心」です。すべてカ行で始まるので7つのK、「7K」としました。

この7Kは、私の実体験から得た記憶力・集中力のアップ法です。

そして、7Kは記憶術にとどまらず、私にとっての老けない脳をキープする習慣になっています。

この章では、私が実践している7Kについてお話ししたいと思っております。生活の参考にしていただけるとうれしいです。

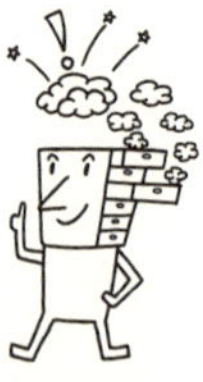

7K習慣❶ 興味

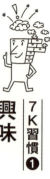

◆遊び心を大切に

1つ目のKは「興味」です。

人間は誰でも慣れたことは考えなくてもできるようになるため、マンネリ化した生活では脳が活性化しません。

逆に、〝新しいことに興味をいだく〟が脳への刺激になります。そして刺激されるたびに脳に血液が多く流れ、回転がよくなるんですよね。それは脳力開発と同時にぼけ防止や生活の楽しみに結びつくはずです。

では興味をいだく、すなわち好奇心をかきたてる秘訣は何か？

「面白そう」「楽しそう」の遊び心だと思います。

自分にとってつまらないことはもちろん、やる気があっても肩に力が入っていたり緊張したりしていては興味が長続きしませんから。

そこで私は何事にも遊び感覚を持てるように工夫しています。３秒イメージ記憶術は、まさにこれ。無意味な数字の羅列をユニークなイメージにおきかえ、考える楽しさと覚える喜びを生み出せたので、半世紀以上やっても興味が薄れることなく継続しているのだと思います。

◆好奇心で目の前のことを楽しむ

電車に乗ったら前の座席の人をチラリと見て目をつぶり、その人の姿を思い浮かべてみてください。どんな服装だったか、メガネはかけていたか？　おそらく何も覚えていないはずです。次に「年齢は？　仕事は？」など興味を持って別の人をチラリと見て、自分なりの記憶の目印をつけて目をつぶり、その人を思い浮かべます。どうですか？「服装はぴったり合った」など、前とは異なる結果が出たのではないでしょうか。この電車内遊びは楽しいし、記憶力や創造力のトレーニングになりますよ。

見知らぬものや人にふれる際は自分の感情を入れながら注目するのがおすすめで

す。電車で前に座っている人が奇抜なデザインのネクタイをしていたら「自分には合わないけれど、○○さんには似合いそう」と想像したり、幼なじみに似ていたら「○○くんと遊んだ秘密基地はどうなったかな」と思い出す習慣をつける。自分の素直な興味や関心、感動と結びつけて注目すると記憶力や創造力などが磨かれます。

◆慣れないことが脳を鍛える

記憶力と集中力アップに役立つ生活改善のエッセンスは、ズバリ「脳に刺激を与え続ける」こと。簡単にいうと「慣れないことや面倒くさいことをしてみる」です。

たとえば利き手ではないほうで食事をしてみる、いつもとは違う道を通って駅まで歩いてみる、カラオケで新しい曲に挑戦してみる……。いつもとは違うことをすると、脳は活性化します。瀧靖之教授の著書『生涯健康脳』には、こんな記述がありました。

「趣味にとどまらず、脳はこれまでにやったことがないことをすると、さまざまな領域が活性化します。まだ使っていない脳の領域が刺激されると、脳細胞間のネットワークが育つからです」

高齢になると若い頃より体力・気力が衰えて、いろいろなことが億劫になりがちですよね。80代の私も同じです。でも「面倒くさい」と新しいことをせずにマンネリの毎日を送っていると、脳の働きはどんどん低下してしまうでしょう。「面倒くさい」ではなく、面白がっていつもとは違うことをやってみませんか。

◆好奇心にフタをしない

新しいことをして脳に刺激を与え続けるためには、「自分の力や気持ちを限定しない」が土台になります。強烈なインパクトのあるイメージや新発見などは、常識や理性のブレーキをはずした真っ白なキャンバスから生まれるものですから。そして、ブレーキは本人の気持ちひとつではずすことができるもの。「どうせ、できない」「ばかばかしい」などと決めつけず、やってみたいことを試してみる気持ちこそ記憶力と集中力の最大のエネルギーであり、老けない脳の秘訣ではないでしょうか。

かくいう私もサラリーマン生活を送りながら、通勤のこま切れ時間で円周率4万桁暗唱に成功しました。ギネスブックに登録され、集中術と記憶術のノウハウを確立することもできました。「サラリーマンで時間がないから無理」と自分でブレーキをかけたら円周率暗記は達成できなかったと思います。ルービックキューブもしかり。「70代になってできない」「つまらなそう」などと興味にフタをして手にしなかったら、世界最高齢記録どころかルービックキューブという趣味はできなかったでしょう。

◆最新情報を受け入れる習慣を

私は〝自分で積極的に情報をとる〟ようにしています。

たとえばテレビ。私は知らないことがつまっている雑学やクイズ番組が大好き。「そうだったのか」「なるほど、そういうことか」と楽しんでいます。シルバー川柳をテレビや雑誌で見ると、自分でもつくってみます。

時間のあるときには、ふだんは見ないショーウインドウをのぞいてみます。すると見たことのない商品が並んでいる。何に使うのか、想像がつかなければ店の人に聞いてみます。

たとえばスマートフォンや携帯用タブレット端末。「私にはできない」「必要ない」と決めつけるのではなく、どんな使い方ができるのか店員さんに聞いてみましょう。動画が楽しめたり、コミュニティが広がったり、新しい世界の扉が開けるかもしれません。こんなふうに、情報を集めてみてはいかがでしょう。

見過ごすのではなく、立ち止まる。無視するのではなく、関心を持って試してみる。積極的に最新情報への興味を持ち、おしゃれ、創作活動、読書、ゲームなど、さまざまなことを楽しんで脳に刺激を与えましょう。この習慣がつけば、新しい世界も新しい視点も確実に増やすことができますよ。

◆おしゃべり

よく記憶するには、自分の言葉で理解することが大切です。手紙や日記は記録の手段としてはもちろん、記憶力アップやぼけ防止にもきわめて有効です。聞いたことを書き留めることは、たとえ受け売りでも「自分の言葉で整理して加工する」という作業が入ってくるからです。文章としてまとめるためには出来事を思い出して整理し、道筋を考えてまとめなければなりませんよね。記憶はアウトプットによってより確かなものになります。

また、「おしゃべり」もよいと思います。日ごろからアンテナを張って集めた最新情報を、相手の興味に応じて伝え分けることが、脳の活性化になると思います。次回会うときには、どんなおしゃべりをしよう、と思っていると情報も受け入れやすくなります。記憶力を高める視点からいえば、沈黙ではなく「多弁こそ金なり」です。

◆おしゃれ

定年退職した男性が同年代の知人と外出したとき、「このままではイカン」と気がついたそうです。周りはカジュアルな格好をしているのに、自分だけがネクタイにスーツ姿……。人に相談すると「まず靴を変えたら?」と言われたとか。彼は黒い革靴しかはいたことがなかったんですね。そこで茶色い運動靴を買い求めました。やがて一度もはいたことのなかったジーパンもはくようになり、私も含めて周囲はその変身ぶりに驚くほど。しかもおしゃれを楽しむうち、彼自身が明るくなりました。

人にすすめられたものを着てみるのもいいですね。実は、私はこのクチです。「おしゃれ心が大事」なんて言っていますが(頭ではわかっていますが)、自分のおしゃれは無難になりがち。妻に「今日は取材で女性に会うんでしょ。これを着たら」と赤いセーターを差し出され、「派手じゃないか」と思いつつ、それを着て出かけたら……。相手の方に「おしゃれですね」とほめられました。照れましたが、ほめられるとうれしいものです。おしゃれは脳も心も元気にする大きなファクターなんですよね。

◆読書のすすめ

自分の言葉で理解するトレーニングの最たるものが読書でしょう。

さらに、私は記憶力を磨くためにいくつかの工夫をしました。

まず、小説や物語なら漫然と読むのではなく、自分を物語の主人公に見立て、主人公である自分が苦労やピンチに遭遇したつもりで読み進めていきます。「自分だったら、とてもこうはできない」「こういう方法があるのか」という発見や感動、共感などから、新しいものの見方を手に入れることができます。

ストーリー性のないものは、まず目次に目を通して内容を想像します。中身を読んで本文が目次の予想どおりだったら、読後感を書き出します。感想、批評、あらすじ、なんでもＯＫ。

本文が目次の予想と違ったら、事前の印象と異なった点や心にひっかかったコメントなどをノートに書きます。手を動かして驚きや疑問点などの印象の格差が浮き彫りになるほど、記憶（知識）としての定着度も上がります。

読書による刺激は、ほかのものには代えがたい脳の栄養になると思います。

◆創作活動や好きなことが頭の若さを保つ

俳句、日記、料理、絵、絵手紙、手芸、陶芸、日曜大工……。脳と指を使いながらの創作活動も脳を活性化するといわれています。実は、私も下手ですが俳句や短歌をやっています。限られた文字数のなかで想いを伝えるべく言葉を選ぶ作業は楽しいし、脳がフル回転している感じがします。

◆異性への関心

男女を問わず、異性に関心を持つと「会話を増やして仲よくなりたい」「好かれるにはどうすればいい？」というような気持ちがわいてきますよね。自然に、おしゃれにも身が入ります。そうやって頭を使うことが大事。しかもお気に入りの人に会うとワクワク・ドキドキしますよね。それもまた脳を活性化するのではないでしょうか。

さらに異性への関心が語呂合わせに役立ちます。たとえば、恋心を抱いていると「5141は5（コ）1（イ）4（シ）1（イ）＝恋しい」なんて艶のある語呂合わせが思いつくもの。

もちろん、私の円周率暗記帳にも異性に関することはゴロゴロしています（笑）。

◆余裕を持つ

遊び気分で楽しく記憶するには、ものごとを別の角度から見る「やわらか頭」が必要です。

たとえば……ある男性は毎朝、ジョギングですれ違う女性とあいさつを交わしていました。あるとき、仕事関係のパーティーで見知らぬ女性から声をかけられ、ところが相手が誰かわからず、ただ目礼したのみだったとか。そして翌朝のこと。いつものようにジョギングで彼女とすれ違い、パーティーの女性がその人だったと気がついたそうです。意識のなかで彼は彼女を「ジョギングですれ違う女性」としてしか見ていなかった。そのため、予期しなかったパーティー姿の彼女がわからなかったのでしょう。見ていても見えていない、これが「頑固頭」というヤツです。

頑固頭は記憶の邪魔だし、何より毎日が楽しめません。くだんの男性はパーティーで「いつもジョギングでお会いして」と返せば、あるいは、たとえ女性のことがわからなくても「私にこんな美しい知り合いはいません。失礼ですが、どなたですか」と余裕と興味を持って声をかければ、会話がはずんだかもしれません。もしかしたらジョギングですれ違うだけでなく、友だちになれたかもしれません。

7K習慣❷

競争

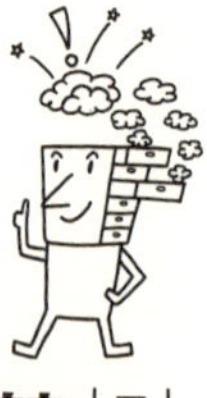

◆競争相手は自分でもいい

記憶トレーニングに限らず、スポーツでも勉強でも趣味でも、目に見えるライバルがいれば実力は上がるもの。実際、オリンピック中継などを観ていると、アスリートは「ライバルの○○さんがいたから頑張れた」とよく言っていますよね。ライバルは自分の力をより引き出してくれる存在です。ただし、いつもライバルがいるとは限りません。そんなときは、自分のデータと戦いませんか。

私が4万桁の円周率暗唱に挑戦し始めた頃は1000桁を暗唱するのに60分かかっていました。これでは4万桁で40時間かかり、体力がもちません。せめて1000桁15分、4万桁を10時間程度で暗唱したい。そこでストップウオッチを片手に、自分の記録を3分でも5分でも縮めようと努力しました。練習したときの成績（所要時間とミスの数）を記録にとり、前回よりよい結果を目指したのです。練習の甲斐あり、ノーミスで1000桁15分の目標を徐々にクリアできるようになりました。

好敵手と競う。その相手は自分でもいいんです。

◆ゲームで頭の体操を

囲碁、将棋、マージャン、トランプ、オセロ、チェス。私はこのたぐいのゲームが大好きです。とくに囲碁が好きで、これが頭の体操になっています。楽しみながら、相手のいろいろな対応を「読む」訓練が右脳の体操にもなると言われ、「碁打ちにぼけなし」なんて言葉もありますよね。

もちろん、ルービックキューブも脳トレになっています。ルービックキューブは、およそ300パターンの解法があります。それを覚え、色位置に合わせて「ここは、このパターン」というふうに、パターンを組み合わせながらまわしていくのですから。目隠しでない通常のルービックキューブでは1分以内で完成できるようになり、近所の小学生から羨望のまなざしで見られています（笑）。

ゲームは、決してばかにできない頭のトレーニングになります。

7K習慣❸ 緊迫感

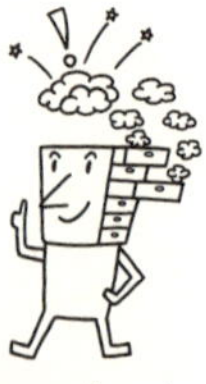

◆時間がないほど集中できる

ルービックキューブの大会は、タイムとの争いですが、これが私に適度な緊迫感をもたらしてくれます。そして人間は時間が短いほど、スピードが求められるほど集中するものなんですね。

それは他のことも同じです。「今夜は外食だから、掃除を20分で終えなければ」などと思うと、思いのほか効率が上がり、ササッと掃除ができますよね。

時間が短いほど集中する。これは、幼児を見ればさらにあきらかです。幼児に動物のかかれたカードを1秒ほどの間隔でパッパと見せると、ちょっと緊張した面持ちで「犬」「ペンギン」などと喜んで答えていきます。でも、その間隔を広げて5秒や10秒にすると、とたんに飽きてしまいます。

時間制限は適度な緊迫感につながり、緊迫感があるほど集中できるもの。たとえば記憶に集中したいなら、ストップウオッチ片手にトレーニングすることをおすすめします。

◆好きなことで集中力をつける

趣味でも仕事でも家事でも「長い時間集中できない」と嘆かれる方がいます。私の友人にもいました。でも「長い時間、仕事に集中できない」という彼は、実はパズルマニアで新聞や雑誌の懸賞パズルを解くため何時間も格闘しています。

つまり、ほとんどの人は自分の集中力に無自覚なのです。ですから「集中力がない」と嘆く。嘆く前に、まずは自分の集中力に気がつくことが先決です。


好きなことなら、長い時間を集中していませんか？ たとえば編み物が好きなあなた。夢中で2時間続けられたとしたら、それが今のあなたの集中力です。2時間は集中できると自信を持ちましょう。続けるうちに2時間半連続で集中できるようになったとしたら、プラス30分の集中力を獲得したことになります。すばらしい前進だと思いませんか。

集中力は、持続時間と深さのどちらもトレーニングで自然に強化できるもの。つまり、脳は鍛えるほどに丈夫になるものです。

私は、円周率暗唱で訓練を重ねるうちにこれを実感しました。最初は30分以上続けられなかった訓練が8年後には12時間ぶっ通しでも疲れずに集中力を持続できるようになりました。4万桁暗唱のギネス記録挑戦の本番では、17時間半の苦闘を乗り切れたのもこの特訓のおかげです。

この集中力は、長時間にわたる囲碁の対局などにも役立っています。

◆すぐに始められる集中力アップトレーニング

集中力を養う方法は、「好きなことを続ける」だけではありません。

私が実践したトレーニング・メニューもお試しください。ストップウオッチ片手に時間を計測し、ゲーム感覚でやると楽しくできますよ。

①まばたきせずに遠方の景色の1点を見つめる。電車内の中づり広告の1点を見つめ

る。見た内容を想起する。

②やっと聞こえる程度までしぼったＣＤやラジオの音（ニュースなどの人の話し声）の内容を聞きながら理解し、集中できなくなるまでの時間を計る。

③1～10、5～15など適当に数を区切り、「1＋2＋3……＋10＝55」「5＋6＋7……15＝110」と暗算で足していく。

④「麒麟」「憂鬱」「薔薇」など画数の多い漢字を覚えて、それぞれの合計画数を頭の中で数える。

⑤毎日1分間、本を読んで頭に残った単語をメモ用紙に書き出してみる。

これを続けると、確実に集中力がアップします。しかも、やっている間は脳がフル回転し、脳トレになります。

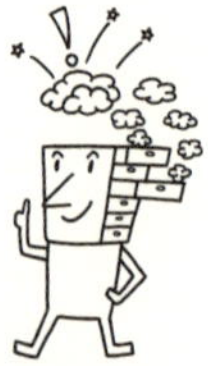

7K習慣❹ 環境

◆適温で、気になる音を排除する

何かに集中するには、暑からず寒からずの適温で騒音のない環境が向いています。騒音とは「耳ざわりな特定の音」のこと。たとえば、隣室で家人が観るテレビの音や近所を周回する資源回収車のスピーカーから流れる声などです。雑音が気になると、集中力が途切れがちになってしまいます。

とくに新しいことを勉強したり記憶したり、大切なことを考えたりするときは周囲の雑音をシャットアウトできる環境を保ちたいものです。ヘッドフォンなどをつけて気になる音を排除するのもいいと思います。

◆「音楽を聴きながら」もあり！

一般的に、仕事や勉強など集中して行う作業には、気が散りやすい「ながら学習」は適していないといわれています。でも、復習や反復など「ある程度慣れていて内容を確認するようなトレーニング」に限っては、聞こえていても気にならない自分のお気に入りの音楽をかけてリラックスしながら集中する〝ながら学習〟がおすすめです。

選曲のコツは、引き込まれたり、リラックスしすぎたり、眠くなったりする曲ではなく、自分が乗りやすくて心地よい音楽がいいですね。リズムにうまく乗れる楽曲なら、聴きながらトレーニングに集中できます。これは音楽を聴くことで、快感を高める脳内ホルモンのドーパミンが放出され、気持ちが適度に高揚するからと考えられています。

私は、モーツァルトの『ピアノ協奏曲』やヴィヴァルディの『四季』などを聴きながら、円周率暗唱やルービックキューブの解法暗記の復習・反復をしています。

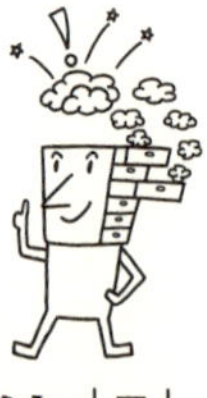

7K習慣❺

体

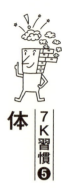

◆何より健康が大事

記憶できるか否かは脳だけの問題ではなく、体調にも左右されます。体調が悪かったり、病気になったりしたときは記憶力がガタンと落ちます。その意味で記憶力向上は、健康維持のたまものといっても過言ではありません。

というわけで、私は健康にも気をつけています。当たり前のことですが規則正しい生活を送り、1日30〜60分の適度な運動を心がけ、栄養バランスのよい食事をとり、入浴で血行を促し、十分な睡眠時間を確保しています。

次から、私が実践している健康と元気を維持するための生活習慣をご紹介します。

運動

◆有酸素運動のすすめ

適度な運動は、健康維持に欠かせません。運動には体力の向上や筋肉強化、血行促進などさまざまな効果があります。有酸素運動が脳内の活性酸素を減らし、脳の血流をよくするという話もあります。それだけではありません。国立長寿医療研究センター・老年学・社会科学研究センター・予防老年学研究部長島田裕之氏監修の『ボケたくなければ歩きなさい』によると、運動が脳を太らせてくれるとか。

「運動によって脳の栄養素であるＢＤＮＦ（脳由来神経栄養因子）の分泌が促進されます。ＢＤＮＦが増加すると神経細胞が新しくつくられたり、細胞が大きくなったり、神経細胞の死滅が減少したりします。それぞれの神経細胞をつなぎ、細胞の情報伝達の役割を担うシナプスも形成されます。つまり、脳のボリュームが増えるわけです。ボリュームが大きければ、多少萎縮しても認知症は発症しにくくなります」

私も60代から有酸素運動であるウォーキングをしています。以前は、公園まで片道20分ほどの散歩が日課でした。妻の介護をしている現在は妻の付き添いを兼ねて一緒にゆっくり1時間ほど散歩しています。家から駅まで徒歩20分ほどの道のりもバスを使わず、なるべく歩くようにしています。

歩き方にも気をつけています。年をとるとだんだん猫背になって息が浅くなり、足を広げて重心をとるために、がに股になりがちですよね。そこで歩く姿勢は頭を天に突き上げ、背筋を伸ばし、あごを引いて乳頭を前に出すイメージで。そして深い呼吸をしながら足の親指に力を入れるように意識し、腕を大きく後ろに振って（反動で腕が自然に前に出ます）、かかとから着地し、足の親指で地面をけり上げるイメージで歩いています。ちなみに、ひとりで歩くときは少し速足を意識しています。

学生時代には単語カードに英単語と日本語訳を記入した〝フラッシュカード〟（詳細は第3章の記憶術ノウハウ編へ）で英単語を記憶・復習しながら歩きました。円周率4万桁記憶も、もちろん歩きながら。そして今も、「ルービックキューブ目隠し」の解法パターンの記憶や復習を歩きながら行っています。

最近、よく耳にする言葉に「デュアルタスク」というのがあります。これは頭を使うトレーニングと体を使う運動を同時に行うこと。頭と体を同時に使うことで、脳はより活性化しやすいそうです。意識してやっていたわけではないのですが、私もデュアルタスクをしているのかもしれません。

◆体が柔らかくなるほど頭も柔らかく

体が緊張すると記憶がスムーズにできなくなります。逆に、体がリラックスすると脳の回転もよくなるようで記憶トレーニングがすすみます。

血管を縮めてしまう体の緊張は血流を悪くしてしまいます。リラックスすると全身の血流がよくなって、脳にも新鮮な血液がより多く送られるようになるのでしょう。つまり体が柔らかくなるほどに、頭も柔らかくなるというわけです。

そこで柔軟な体を手に入れるために、私は毎日朝晩ヨガをやっています。深い呼吸をしながら体をゆっくり動かすヨガで、心も落ち着いてきます。

次ページで、私が行っているヨガの1つをご紹介します。

ちなみにヨガは妻から教わったもの。実は、妻の光子はヨガの指導員だったのです。

◆手指を使う

脳を活性化させるためには、脳への血行をよくすることが大切です。血液は心臓から脳にだけ流れているわけではありません。全身の血行がよくなると脳の血行もよくなります。すると、気分もすっきり。記憶力・集中力を高めることもできるというわけです。

効率よく脳の血行をよくする簡単な方法は、「第2の脳」ともいわれる手を動かすことです。

84ページの図は、体の各部分が動くときに働く脳の部分を示しています。体を使うと、脳細胞のあちこちが刺激されることがわかります。なかでも手の指から脳に伝わる神経細胞は非常に多い。つまり、手や指を動かすと脳が刺激され、脳の神経細胞を活発に働かせることができるわけです。

体を柔らかくするポーズ

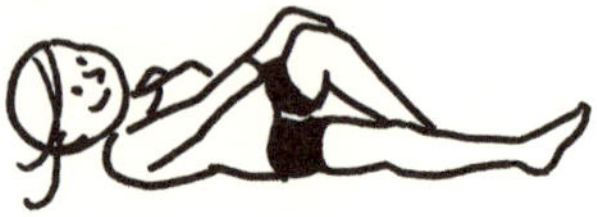

①横になり、立てた左ひざに右手を添える。

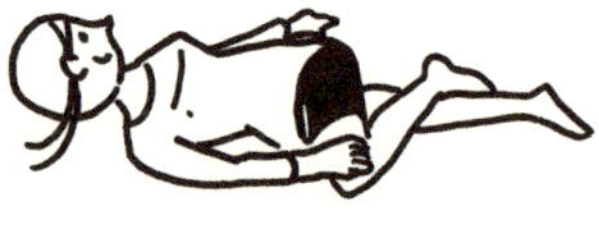

②息を吐きながら体を右に、顔は左に向け、静かに8回呼吸する。

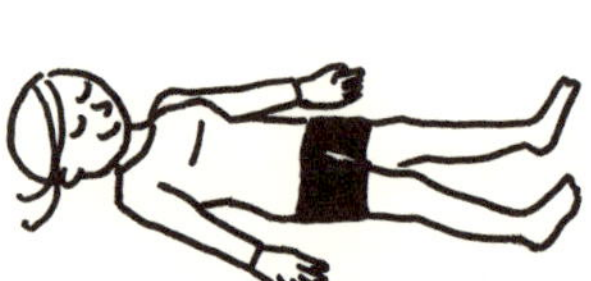

③ゆっくり息を吸いながら、まっすぐ左足を伸ばす。反対側も同様に。

考えているだけでは思いつかなくとも指を使って紙に書き出しているうちにアイディアが思いついたりするのは、手を動かしたおかげかもしれませんね。昔から、針仕事や編み物が好きなおばあさんや、ピアニストは長命でぼけにくいといわれるのも、この図を見るとうなずけます。ルービックキューブや楽器なども、指と頭の両方の運動になるよい遊具といえるでしょう。

また私は円周率暗唱時、暗唱中の桁数をチェックするため指を動かしたりしていました。これが癖になったせいか、ちょっとしたすき間時間に手の運動も行っています。

まず手を思い切り握り、次に指が痛いほど大きく広げます。グーとパーを何度かくり返すうち、手指を動かす刺激が脳に伝わるのでしょう。頭がしだいにすっきりしてきます。

片方の手で、もう片方の手の指を1本ずつ「スポッ」と音を立てるように引き抜く「手指抜き」にも同様の効果があります。

これらの手の運動はいつでもどこでも簡単にできます。みなさんもぜひ試してみてください。

◇手や指を動かすと
脳に刺激を与えられる

ペンフィールドの運動中枢の図

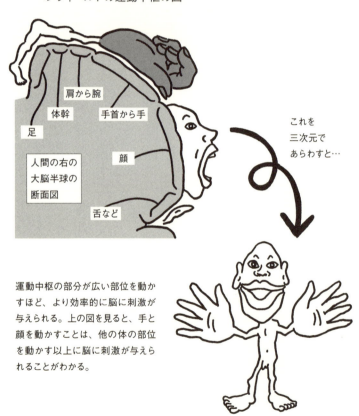

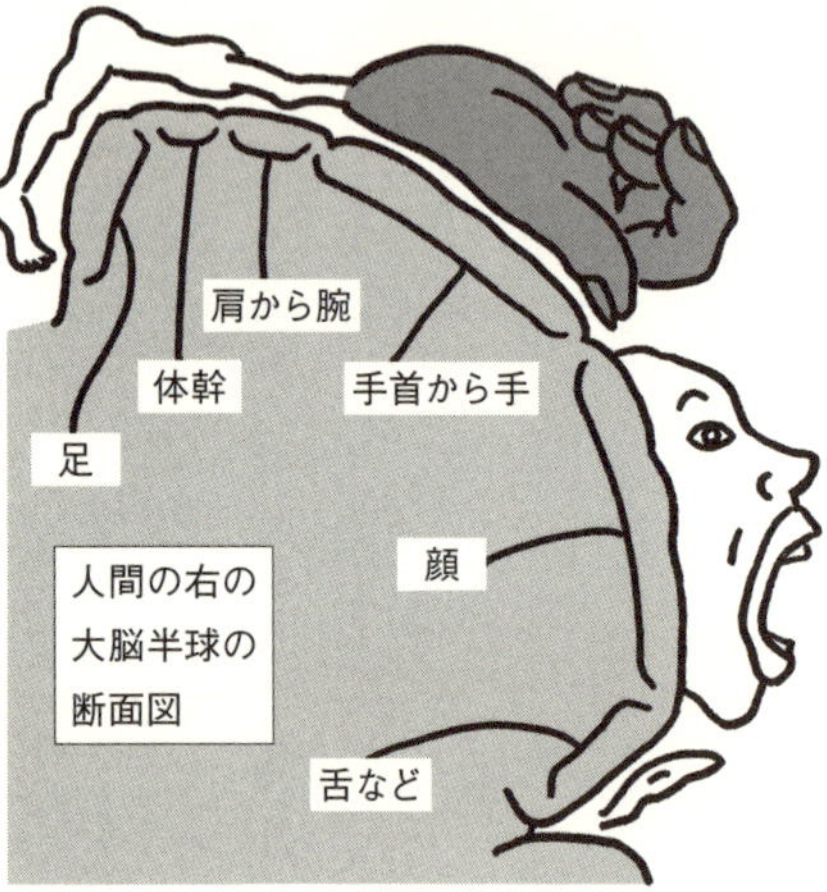

運動中枢の部分が広い部位を動かすほど、より効率的に脳に刺激が与えられる。上の図を見ると、手と顔を動かすことは、他の体の部位を動かす以上に脳に刺激が与えられることがわかる。

食事

◆「マゴワヤサシイ」でバランスよい食生活を

もちろん、食事も大事です。体の細胞も脳細胞も、食事から摂る栄養でできているのですから。

では、何を食べればいいのか？

くるみや豆腐、ゆばなど、記憶力がよくなるといわれている食材は、確かにあります。ですが、私はまずバランスのよい食事を大切にするのが健康維持のためにはベストだと思っています。

そこでたんぱく質、脂質、糖質、ビタミン、無機質（ミネラル）の5大栄養素を上手に補えるとされる次ページの「マゴワヤサシイ」の食事を意識しています。

◆記憶力がよくなる食材を積極的に

「マゴワヤサシイ」で健康な体のベースをつくりながら、次の食材をなるべく食べることにしています。

とくに、記憶力と脳力を活性化させるといわれる食材です。

◇「マゴワヤサシイ」で5大栄養素を補給

マメ		とうふ、みそ、納豆、ゆば	たんぱく質とマグネシウムが豊富に含まれている
ゴマ	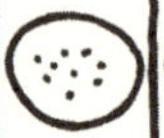	ごま、ナッツ類	老化の原因となる活性酸素を防ぐ抗酸化栄養素が含まれている
ワカメ		わかめやこんぶなどの海藻類	カルシウムなどのミネラルが豊富に含まれている
ヤサイ		野菜全般	ベータカロテンやビタミンCなどが豊富に含まれている
サカナ	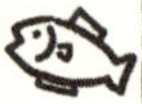	とくに青魚や鮭	不飽和脂肪酸に富んだオメガ3が豊富なたんぱく質を含む
シイタケ	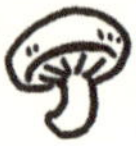	きのこ類	ビタミンDを豊富に含む
イモ		じゃがいも、さつまいも	腸内環境をととのえる食物繊維が豊富に含まれている

①友寄流・記憶力のよくなる食べ物

●くるみ

記憶力がよくなる食べ物の代表選手。不飽和脂肪酸が多く、脳の活動を活発化する効果があるといわれています。不飽和脂肪酸は、エゴマ油にも多く含まれています。

●とうふ・納豆・卵

脳の老化を押しとどめ、記憶にプラスになるとされるアセチルコリン（神経伝達物質の1つ）を増やすのに、もってこいの食材です。

●ゆば

以前、テレビ番組で私の食事が紹介されたことがあり、その際、ゆばに含まれるチロシンとレシチンが記憶力をアップさせると教えていただきました。また、イソロイシン、ＥＰＡ、ＤＨＡを含むマグロの赤身も記憶によいとのことです。

②友寄流・脳を活性化し、体調をととのえる食べ物

●ほうれんそう・小松菜・いちご・レモン・パイナップル・もやし

ビタミンCが豊富。美容と健康にもよく、動脈硬化を防ぐ効果もあります。

●カキ・しじみ・あさり

グリコーゲン、鉄、銅、ヨードが多い。

●黒酢（玄米酢）

生で飲みます。快便に効果があります。

●プルーン

シロップになったものを毎朝スプーン1杯。これも快便に効果ありです。

●びわ

実はもちろん、種、葉はホワイトリカーや焼酎に漬けたりお茶として飲んだりしています。

◆玄米と野菜を中心に腹八分目で

こういった食材をベースに、長年の試行錯誤の末たどり着いたのが玄米と野菜を中心とする食事でした。

我が家は1日2食です。

朝は6時に起きて、朝食は8時から9時に。玄米ご飯と野菜の具だくさん味噌汁、納豆と自家製のらっきょう漬けが定番です。他にいわしの丸干しやじゃこ、おひたしや野菜の和え物など。

夕食は16時から17時で、玄米と野菜を中心に魚料理などをいただいています。

玄米と野菜は食物繊維が豊富で便通をととのえてくれます。たんぱく源である青魚は脳にいいＤＨＡなどが豊富で、しかも血液をサラサラに。内臓・筋肉・脳など体全体の機能を高めつつ、できるだけ新鮮な血液と酸素を脳に届けるよう心がけています。

また、たんぱく源である肉も必要だと思いますが、肉は血液を酸性に傾け、血液をドロドロにしてしまいそうなので控えめにしています。

もちろん、食事は腹八分目を心がけています。食べすぎは肥満と生活習慣病のもとですし、高脂血症などは脳への血流も悪くなるといわれていますから。

◆かむほどに脳が活性化

食べ方にもコツがあります。私が私淑する整体師の先生は、よくかむことの重要性を説明するため、「ツルは千年、カメば万年」とおっしゃっていました。

リズムよくかむことは、味覚や嗅覚を刺激するだけでなく、脳に刺激を与えます。

さらに、心を安定させるセロトニンの分泌が増えてリラックスにつながるともいわれています。プロのアスリートがガムをかみながらプレーするのは、まさにこの効果をねらっているのですね。よく咀嚼するほど食材の栄養が体に吸収されやすくなるのは、いうまでもありません。

ただし、理想は1口30回かむことといわれていますが、これを毎食続けるのは容易ではありません。

そこで食事は1口ずつゆっくり楽しくとることを心がけています。こうすると満腹感が得やすくなって食べすぎることもなく、肥満防止にもなります。

◆アルコール、たばこは記憶にマイナス

反対に脳によくないものもあります。

代表格がたばこの吸いすぎとお酒の飲みすぎです。たばこは毛細血管を収縮させます。これは脳の血管とて例外ではないはずです。お酒を飲んだときに記憶力が下がるのは、ご存じのとおり。継続的な大量飲酒は、記憶にも脳にも「百害あって一利なし」です。

砂糖など糖分は「過ぎたるは及ばざるがごとし」です。脳のエネルギーはブドウ糖ですから、確かにある程度は甘いものが必要だと思います。ブドウ糖を口にしたあとのほうが記憶力が増したという報告もあるそうです。ただし、ブドウ糖の摂りすぎ、お菓子など糖分の多い食品の食べすぎは注意力や集中力を散漫にするそう。結果的に記憶力を低下させることになりますので、用心したほうがよいかもしれません。

入浴

◆半身浴でぐっすり眠り、足指もみで病気知らず

入浴はリラックスタイムであり、血流を促す優等生。血流がよくなれば、脳への血行もよくなりますよね。

ただし、シャワーやカラスの行水では体が芯から温まらず、血行促進効果はあまり期待できません。そこで夏でもシャワーではなく、湯船にゆっくりつかるようにしています。

私は浴槽の中に置いた小いすに腰かけ、腰のあたりまでお湯につかる半身浴が多いです。冬は上半身が冷えないようシャツを着て入っています。そして浴槽に半分ほど

半身浴で汗が出て疲れもとれる

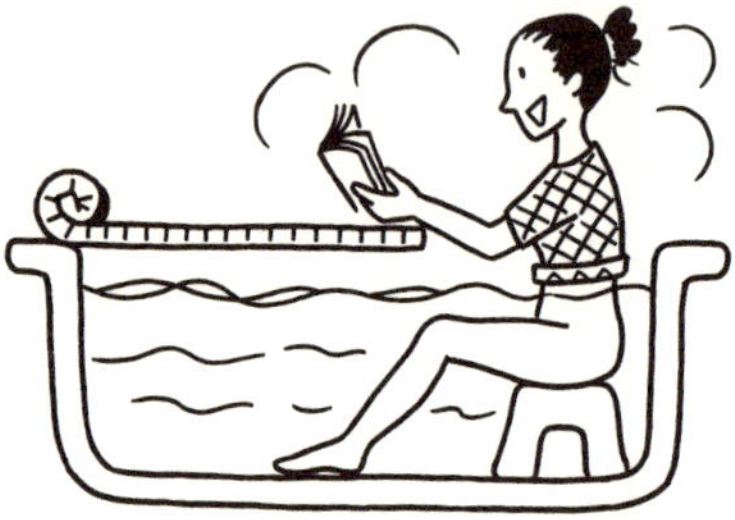

ふたをして、読書をしながら20分。血流がよくなって全身から汗が噴き出し、疲れもとれ、そのあとはぐっすり眠れます。

湯船の中で足の指をもむのも習慣にしています。こうすると「第2の心臓」と呼ばれる足の裏に刺激を与えることになり、全身の血行がよくなると考えました。

汗で体内の水分が奪われますので、入浴前後には必ず水を飲んでいます。

睡眠

◆睡眠は記憶を整理する重要なプロセス

実際、寝不足のときは頭がボーっとして頭がよく働きませんよね。逆にぐっすり眠ったときは、体だけでなく脳もイキイキ。しかも、私の体験では「今日中に覚えるぞ」と無理して夜中まで記憶トレーニングしたときより、睡眠時間をきちんと確保したほうが記憶の定着がよい感じがします。

財団法人河野臨床医学研究所北品川クリニック所長築山節氏の著書には、こんなくだりがあります。

「よく物忘れをする、思考が上手く整理できないという人は、睡眠不足である場合がよくあります。脳も筋肉と同じように疲労し、その疲労は十分な睡眠を取らなければ回復されません。その理由だけでも、睡眠不足に陥っている人の思考が混乱し始めるのは当然と言えますが、じつは、もう一つ直接的な理由があります。

それは、記憶の定着、思考の整理は、起きている間よりも寝ている間の方が進みやすいという理由です」（築山節『脳が冴える15の習慣』より）

さらに、2013年のアメリカの研究で、アルツハイマー型認知症の原因物質といわれるアミロイドベータなどの有害物質が睡眠によって洗い流される可能性のあることがわかったそうです

また悩んでいたことの解決策が閃いたり、それまでできなかったダンスの振り付けができたり、よく眠ることで、できなかったことができるようになった経験はありませんか。

睡眠中に脳が情報を整理し、組み合わせを検証しているうちにうまく組み合わせられたということかもしれません。そう考えると、突拍子もない夢を見たからといって、動揺する必要はなくなります。その夢は、脳の中で記憶が整理されるときに、たまたま奇想天外な組み合わせが行われただけでしょう。

まったく、驚くべき睡眠効果です。

かくいう私も睡眠の重要性は実感しています。安眠のためには同じ時間に寝て同じ時間に起きるのがいいといわれていますので、定年退職してからずっと22時に寝て朝6時に起きる早寝早起きの生活をしています。何かの事情で睡眠時間がくずれて寝不

足になったときは、やっぱり記憶力が鈍ります。

そして昼間に眠くなったら、5～20分の短時間さっと昼寝をすることにしています。すると脳がまた元気に働く気がします。ただし、長い昼寝は夜が眠りにくくなりますので注意しましょう。

ちなみにパソコンやスマートフォンなどから出るブルーライトは、睡眠を促すメラトニンの分泌を抑えてしまうそうです。就寝前は、スマホなど見ないほうが無難かもしれません。試験前夜などは徹夜で調べものや一夜漬けをするより、さっさと寝てしまうほうがよいということですね。

◆就寝前の足指鳴らしで熟睡

就寝前は、ヨガや体操で今日一日のコリをほぐしています。とくに、念入りに行っているのが手足と股関節のストレッチです。手足を刺激することで、脳も活性化しますから。

また、足裏には東洋医学でいうツボが集中しているので、青竹踏みをしたり5本指の靴下をはいたりして刺激が与えられると、全身の体調がととのえられ、結果的に記憶力の向上につながるようです。

そこで私が実行しているのは就寝前の「足指鳴らし」です。ベッドに横になり、それぞれの足の親指と第2指を音が鳴るような気持ちで1分間ほどすり合わせてツボを刺激しています。血流が促されるのでしょう。足がポカポカになり、よりぐっすり眠れるようにもなりました。

◆適度にかたい敷布団と枕で眠る

8時間睡眠なら、人生の3分の1は眠っていることになります。ですから眠るときの姿勢は、毎日の体調に大きな影響を与えます。

よい睡眠を得る姿勢は、背骨と首が自然なS字弯曲を描いていること。またひと晩に平均30回前後も打つといわれる寝返りは、実は体重によって圧迫された身体の部分の痛みや血行不良を、体位を変えることでやわらげる役割を担っているそう。やわらかい布団では腰が落ち込み、背骨や内臓に負担がかかります。逆にかたすぎる布団だと骨盤が突き上げられ、背骨や筋肉が緊張してしまいます。すぎぬ程度の適度なかたさの布団が、寝返りもしやすい感じがします。

そこで、私はよい睡眠を得るために適度にかたい敷布団と枕を使っています。

ちなみに朝、起きると少量の天然塩を溶かしたコップ1杯の水を飲み、睡眠中に失われた水分と塩分を補給しています。

◆冷水が脳の目覚ましに

記憶トレーニングを始めてから寝つきも目覚めもよくなった私ですが、目は覚めたものの頭が回らないときもあります。

そんなときは冷水で顔を洗っています。冷水が肌にふれると顔の血管が瞬間的に収縮し、そのあとに拡張して血行がよくなるのでしょう。頭がシャキッとするんです。

起きぬけに冷水でうがい（10回×2）をするのも効果的です。冷水がのどへの刺激になるのはもちろん、口を大きく開くと閉じようとする筋肉も同時に働き、これが脳への刺激になっているのだと思います。これまた、ボーっとしていた頭がすっきり目覚めます。

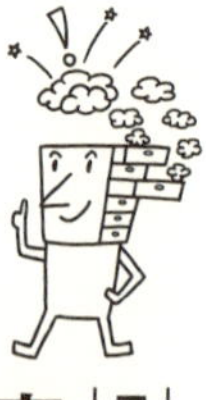

7K習慣❻ 家事

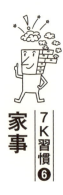

◆ただ今、妻を介護中

私は56歳のとき、最初の妻・由喜子を亡くしました。がんによる急逝でした。

その後、縁あって再婚したのが現在の妻・光子です。

結婚して24年が過ぎた２０１５年12月、70歳の光子が脳出血で倒れました。彼女は病院にも薬にもほとんど縁がなく、健康診断でも「問題なし」と太鼓判を押されていました。健康そのものだった妻が倒れるなんて。まさに青天の霹靂でした。

妻は緊急入院した後、リハビリ治療を受け、自宅に戻ったのは半年後の２０１６年5月のことです。

妻は右半身麻痺と失語障害の後遺症が残り、現在、リハビリ中です。私はそんな妻の介護と家事をしています。

介護は妻の足のマッサージ、足湯の準備、血圧脈拍測定、湿布貼り、ポータブルトイレの掃除、入浴準備及び補助など。杖をつけば歩ける妻の散歩の付き添いもしています。退院当初は10分も歩けなかった妻が今では1時間も散歩できるようになりました。すごい進歩です。

またヨガ教室を主宰し、茶道や俳句、和歌など趣味も多かった妻は友人知人がたくさん。みなさんが手紙やメール、電話で妻を励ましてくれます。右手が思うように動かない妻の代わりに私が手紙の代筆やメールの送信をしています。脳はしっかりしていますが、妻に代わって電話対応などもしています。電話口の相手の言葉を妻に伝え、妻の言葉を相手に伝えているんです。

料理や食器洗い、洗濯、買い物、掃除、ゴミだしなど家事もやっています。お恥ずかしい話ですが、妻が倒れるまで家のことは彼女に任せっきりで料理ひとつ作ったことがありませんでした。それだけに煮物の具を小さく切り刻んでしまったり、煮すぎてクタクタにしたり、失敗は数知れず。それでも少しずつ慣れてきました。

といってもひとりでやっているわけではなく、「にんじんをいちょう切りに切って」「お塩はひとつまみ」と妻のアドバイスを受けながら調理し、洗濯物は妻がハンガーにかけ、私が物干しへ。乾いたら私が取り込み、妻が分類して折り畳む。つまり、夫婦共同作業での家事です。

実は、できるだけ妻の仕事を増やすようにしているんです。それが彼女のやりがいや「やってもらっている」心の負担を減らすこと、何よりリハビリになると信じています。

◆家事が脳活に

家事をしてみて主婦の仕事がいかに大変なのかがよくわかりました。

同時に、家事は脳トレになることに気がつきました。

たとえば料理。冷蔵庫の中をチェックして献立をたて、必要な食材をピックアップして買い出しに行く。出来上がりを想像しながら、食材の皮をむいたり焼いたり煮たり味つけしたり、それを何品も同時進行で行う。台所を有効活用するために、合間に洗い物もしなければなりません。そして同時に数品を仕上げ、盛り付けも工夫する。料理はなんとクリエイティブな作業でしょう。

掃除や片づけもしかり。どこから掃除するのが効率的か、このホコリをとるには掃除機とほうきのどちらが便利か。目の前にあるこれは捨てるか取っておくか、取っておくならどこにしまうか。

記憶力、思考力、判断力、創造力、決断力……と、家事にはさまざまな脳力が必要です。これが脳に効かないはずがありません。

実際、築山節氏は、著書『脳が冴える15の習慣』のなかで、「家事をテキパキと片付けられるのは、間違いなく前頭葉機能の高い人です」と述べています。前頭葉とは大脳半球の前方に位置する部分です。

「目や耳から入力された情報は、頭頂葉、側頭葉、後頭葉を介して前頭葉に集められます。前頭葉は、その情報を処理する。入力された情報を、記憶として蓄えられている情報と組み合わせ、思考や行動の組み立てをつくり、運動野を介して体に命令を出す。脳の中の司令塔のような役割を果たしています」「脳を鍛えようと思ったとき、特に重要なのは前頭葉の力を高めることです」（築山節『脳が冴える15の習慣』より）

まさに、家事は脳の司令塔である前頭葉を鍛えることに直結しています。

脳活になる家事。「男子厨房に入らず」は、もったいないですよ。83歳まで家事をしてこなかった私がいうのも何ですが、脳を鍛えるためにも男女を問わず家事はやったほうがよいと思います。もし「定年退職した夫は毎日、何もせずにゴロゴロしてばかり」という奥様がいらっしゃったら、「このままだと老けるばかり。老けない脳のために家事をしなさい」と夫にすすめてはいかがでしょう。夫もすすんで家事をしてくださいね。それが老けない脳のためですから。

◆あきらめない

介護を始めて1年。「介護のストレスはどうやって解消しているのですか?」と聞かれることもあります。

実は、介護も家事もストレスを感じることがないんです。自分でも不思議なくらい苦になることもなく、この間、めずらしく風邪もひきませんでした。

多分、それは私が無理をしていないから、だと思います。

確かに介護をするようになって自分の自由時間は減りました。でもすき間時間を徹底的に活用して記憶法の研究を続けています。

それにいろいろな人の手を借りています。たとえば近所に住む娘夫婦。2・3日ごとにおかずを差し入れてくれ、週1回の大掃除や妻の病院などへの移動を手伝ってくれます。私がルービックキューブ大会や地域の囲碁大会などへ出るために長時間の外出をするときは、妻の妹たちが交代で家にきてくれます。妻も「大会に行ってきて。頑張ってね」と言ってくれます。

本書を手に取ってくださった方のなかにも介護中の人がいると思います。介護はひとりではできません。どうぞ、たくさんの人の手を借りてストレスをためないようにしてくださいね。

何より、妻がリハビリに頑張っていることが大きい。手足の麻痺が思うほど回復せず、正直たまに、落ち込むこともあります。でも周囲の人の励ましで気を取り直し、「リハビリした分だけ今日より明日は前進する」と希望を持って前を向いている妻の姿に、私も頑張ろうと勇気がわいてくるんです。

そう、妻も私もあきらめていません。そして妻の存在そのものが、私の力になっています。

また、こうも思うのです。「あきらめない」ことも脳を元気にするのではないか、と。

くり返すようですが、何ごとも「できない」「無理」とあきらめたら、そこで終わりです。あきらめないからこそ「頑張ろう」とやる気がでてきて、「こうしよう」「ああしてみよう」と脳が回転するのではないでしょうか。

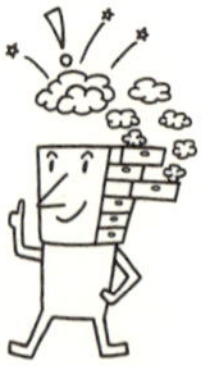

7K習慣❼

心

◆リラックスとは、α波が出ている状態

介護ストレスがないのは、私が記憶術をマスターするなかでさまざまなリラックス法を得たことも関係あるのかもしれません。

ここでは、そのリラックス法をご紹介します。

そもそも、リラックスとはどんな状態をさすのでしょう。

目を閉じて何も考えずにリラックスしていると、振動数10ヘルツ（1秒間に10回振動する状態）くらいのきれいな脳波（脳の電位変化、あるいは電気的振動）があらわれます。これがアルファ波（α波）と呼ばれる脳波です。このアルファ波がどのくらい出ているかが、リラックス状態の目安になります。

第1章でもお話ししましたが、私は脳力開発研究所で円周率暗唱時の脳波を測定していただいたことがあります。その結果、円周率暗唱時には9ヘルツ台のアルファ波が集中的に増加するという現象がみられました。自分を被験者にして、いろいろな状態で脳波を測定してみても結果はいつも同じ。暗唱が好調なときは9ヘルツ台のアルファ波が増加し、途中思い出せないときはアルファ波が減少します。このときわかったのは、アルファ波が強く出ているときは、いつも「気持ちがゆったりとしてリラックスしている」状態でした。つまり、プレッシャーがかかっていない。ですから、集中してよく思い出せるのです。

いずれにせよ、呼吸を調えてリラックスし、楽しく学習したり行動したりしているときはアルファ波が増加し、自分の100パーセントの実力が発揮できると考えることは可能です。身近な例でいえば、野球やサッカーの一流選手でも力んでしまったらいいプレーができない、アレと同じです。

◆気になることを片づける

では、自分をリラックス状態にするにはどうしたらいいのでしょう?

どんなにやる気があっても気になることがあったら、集中できるものも集中できず、やる気を継続することはできません。そういうときは、気になるものごとを早く片づけてしまうに限ります。「Aさんにパーティー欠席の連絡をしなければ……」。こんなときは一も二もなくパーティーの幹事に電話を入れて連絡をします。「クリーニング屋さんに行かなければ」なんてときも、まずは用件をすませます。

即座に対応ができないときは、気になることを紛らわせるための工夫をしましょう。たとえば好きな音楽で気になることに心を奪われない環境をつくり、平穏な精神状態に戻すよう心がけてはいかがでしょうか。

◆気分転換も大事

気分転換も大事です。一度疲れ切ってしまうと、集中力を元に戻すのは非常にたいへんですから。自分では集中できているつもりでも50分~1時間に1回くらい、別の小さなことをやって気分転換をしたほうが結果的に記憶の定着率も上がりますね。お茶を飲む、横になるなど、適当に休憩するくせをつけておきましょう。

今やっていることに飽きたり、面白味が感じられなくなったときも気分転換です。たとえば円周率暗唱のトレーニングをしていたとき。集中ができなくなると囲碁の問題を解いたり、ヨガやストレッチで体を動かしたりして、円周率とはまったく違うことをやりました。すると、それに夢中になって円周率のことなど忘れてしまいます。忘れた頃合いを見はからって、暗唱トレーニングに戻ればまた集中できるようになりました。

入浴や昼寝、庭いじり、部屋の整理整頓など、それまでとは別の体の部分を動かす作業をするのもいいです。入浴が心身をリラックスさせるのはいうまでもありません。5～20分昼寝をすると、疲れや雑念がすっきり雲散します。庭いじりなど体を使う作業は脳の記憶する領域を休ませ、違う脳の部分に刺激を与えることができます。同じく、生活の中でも「疲れた」と思ったときは、他のことをしたりして気分転換をしています。

◆リラックスの鍵は調身・調息・調心

ふり返ると、私の円周率暗唱やルービックキューブの解法記憶のトライアルは「いかにリラックスするか」の方法を模索する連続でした。植物が太陽の光なしでは成長できないように、記憶力向上、集中力継続にリラックスは欠かせません。

そこで上手にリラックスするためのトレーニングも始めました。

リラックスした自分を生み出すキーワードは「調身」「調息」「調心」です。まず体（姿勢）を調え、次に息（呼吸）を調え、最後に心を調えるという禅の教えに通じるもの。実際、これができれば、身心の緊張がほぐれるのでしょう。肩の力が抜け、心が落ち着きました。

私が実践している「調身・調息・調心」の方法をご紹介します。

▼調身は「出っちり、出っ腹、みぞおちが落ちる」で

立つときの姿勢は大切です。左の作法で立てば、リラックスでき、疲れも少なく、集中力が維持できます。

①両足を肩幅くらいに広げ、やや扇形に開く。
②両足の親指に重心を置くようにつま先で立ち、両腕を思い切り真上に伸ばす。
③全身をそのままに保ち、両腕を静かに前に下ろしながら、ちょうど大きな風船を抱いているようにへその前で大きな円をつくる。この動作はなめらかに行う。

④重心は両足の親指に置いたまま、かかとを静かに下ろす。

⑤あごを引いて、背骨をまっすぐに伸ばす。両ひじは、腰よりちょっと前に出るくらい。軍隊式の胸を張った姿勢にならないように注意する。

これは武道で自然体ともいわれる、自然に深い呼吸ができる正しい姿勢です。禅の道場で「出っちり、出っ腹、みぞおちが落ちる理想の姿勢」と教えられた型です。

リラックスできる立ち方

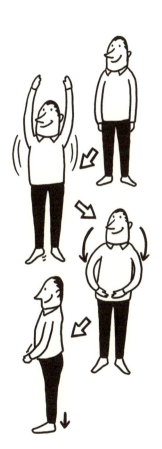

▼調息は「腹式呼吸」で

息を調える調息は短時間でパッとリラックスできます。

その方法は腹式呼吸です。

どこでも簡単にできて気持ちをパッと切りかえられますので、ぜひ腹式呼吸の方法を覚えてください。

①軽く目を閉じて、手の力、肩の力を抜く。

②口を軽く閉じる。鼻から静かに息を吐く。鼻の先に鳥の毛がついていても飛んでいかないくらいのイメージで、そっとゆっくりと時間をかけて吐く。

③吐き切ったら、自然に鼻から吸う。およそ3秒で吸い、8秒で鼻から吐く。人によっては1、2秒の増減があってもOK。最初は、数を心で唱えながら行うとよい。

数回くり返すと、緊張がみるみるうちにとれて、リラックスできると思います。

他にも両手をギュッと握りしめたり、舌を口の中で回したりすることもストレス軽減になりおすすめです。

短時間でパッとリラックスしたいときは

腹式呼吸でリラックスする

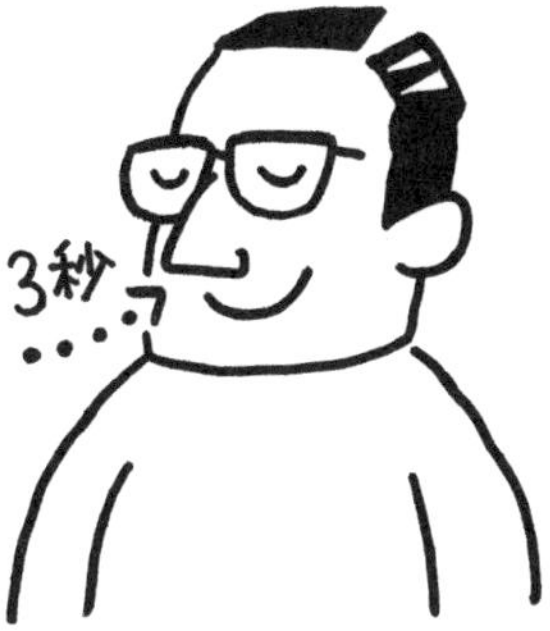

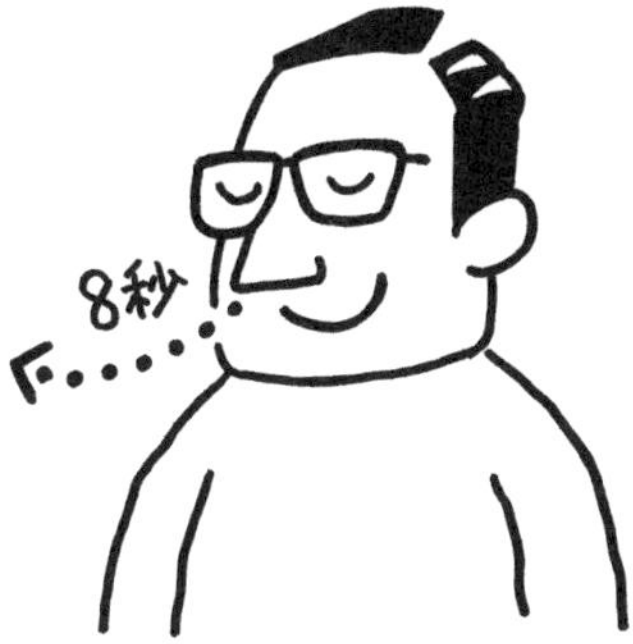

舌を口の中で回す

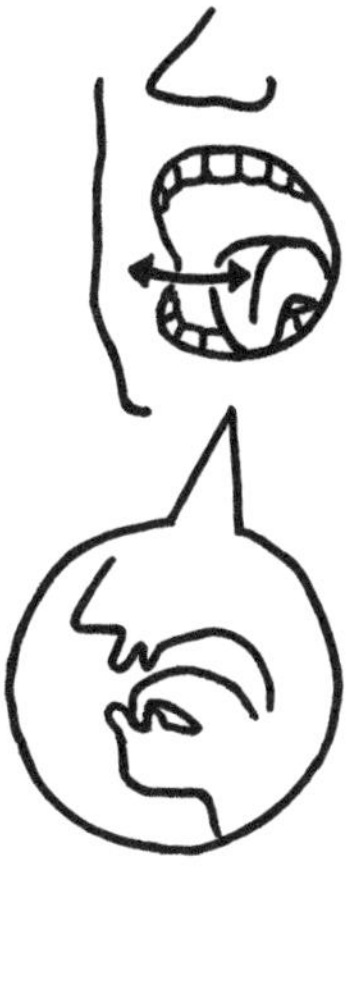

歯ぐきとくちびるの内側の間に舌先を入れ、上も下もグルリと回す。右回し、左回しをそれぞれ数回ずつ。目覚ましにも効果がある。

両手を握りしめる

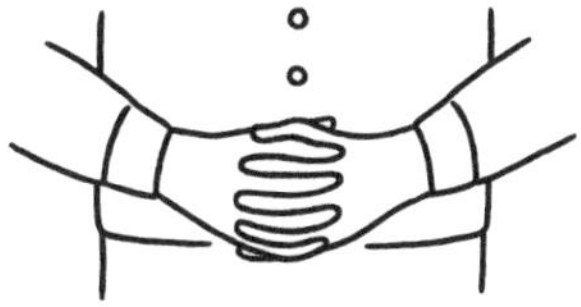

背筋をのばし、指を交互に手を軽く握り、下っ腹（丹田）のあたりに置く。

▼調心は「幸せイメージ法」で

体と呼吸を調えたら、心を落ち着かせましょう。ゆっくりと目をつぶって、「いままでで自分がいちばん楽しかったこと、うれしかったこと」を思い浮かべてみます。小学校で初めて賞状をもらったこと、初めてのデートの思い出……。思わずほおがゆるんでしまう幸せ体験を思い出してみるのです。もし小学校の先生にほめられたことならば、先生の笑顔と「頑張り屋さん。よくできたわね」という言葉を思い出してください。きっとあなたの心に自信と安心をもたらしてくれます。

いざというときに、この幸せイメージによるリラックス法が使えるよう、日ごろから「気持ちがリラックスできる幸せの場面」を少なくても1つ決めておくといいですよ。幸せイメージ法を、腹式呼吸など体を動かすリラックス法とあわせてやると効果倍増です。

また、私は坐禅もよくやります。坐禅は一度に「調身・調息・調心」ができるもの。背筋を伸ばし、深い呼吸でしているうち雑念が消え、リラックスしながら集中力が高まる状態になりますね。

◆腹の底から笑い、声を出す

脳の活性化には、お世辞笑いや営業スマイルでなく、大声で笑うことをおすすめします。「フフフ」ではなく、「ハハハッ」と腹の底を意識して笑いましょう。声を出すのをこらえておなかで笑うのでもＯＫです。多くの本で説明されているように、大声で笑えば脳に刺激になります。笑えるネタがないときは、「腹の底から声を出す」だけでも効果があるそうです。

カラオケもいいと思います。たとえ下手でも高得点が出て「見事です」と機械からオーバーにほめられると「またやってみよう」という気持ちになるし、脳への刺激にも気分転換にもなります。カラオケには一石三鳥の効果があります。

◆モットーは「怒りをためない」

強いストレスを感じたり、怒ったりすると自律神経が乱れ、さまざまな不調が起きると考えられています。不調は体だけではありません。悩みごとでいっぱいになったり、ストレスが蓄積したりすると、何も考えられなくなったり、記憶しにくくなったりするのは誰もが感じていることではないでしょうか。

それには原因があり、研究でストレスが脳に悪いことがわかっています。瀧靖之教授の著書にはこんなくだりがあります。

「人間は長期間にわたってストレスを受け続けたり、強いストレスを受けたりすると、脳のさまざまな部分、とくに『海馬』が萎縮することがわかっています。これは、ストレスによって分泌されるコルチコイドという物質によるものです。

コルチコイドは、もともとは、ストレスの原因に立ち向かうために血糖値などを上げる働きのものなのですが、これが長期的に脳の中にたまると、海馬に悪影響を及ぼすのです」（瀧靖之『生涯健康脳』より）

海馬は記憶を司るところ。やっぱりストレスは脳によくないんですよね。

だからといって、人間は自分の心のコントロールがしにくく、怒りやストレスは「なくそう」と思ってもなかなかできません。そこで私は無理やりにストレスや怒りを抑え込むのではなく、やり過ごすようにしています。

やり過ごす秘訣の1つは、引けるところは引くこと。

たとえば夫婦げんかをしたとき。自分は悪くないと思っても「言い過ぎた。ごめん」と謝る。夫婦は合わせ鏡ですから、妻も「こっちこそ」となります。お互い積極的に謝るようにすれば、お互いに怒りもストレスもたまりません。先日もありました。妻が「○○してほしいのに」とイライラ。「私だって頑張っているのに」と思わなかったといえばウソになります。でも今、いちばん辛いのは思うように体が動かない妻です。そう思ったら「わかった。ごめん」となりましたね。そうしたら妻も「ごめんね」と。そして就寝前には「今日も介護してくれてありがとうございました」と妻が言い、「今日もリハビリを頑張ったね」と私が言って、２人でハイタッチ。これ、就寝前の恒例行事なんです（笑）。思いを言葉にすることはとても大事ですから。それに、今日一日をいい気持ちで締めくくることは、毎日を楽しく豊かにするポイントだと思っています。

〝引けるところは引く〟は夫婦以外の人間関係も同じです。本来は負けず嫌いの私ですが、怒っていいことはありませんから。

そして何より意識しているのは、怒りやイライラをすぐには口にせず時間を置くこと。昔から「短気は損気」「怒りを感じたら10数えろ」といいますよね。それです。ムッとしたら「１、２……」と10数える。それでもダメなら１００まで数える。その時間の中でものごとを客観的にみる冷静さが取り戻せ、「怒るほどのことではなし」「相手もたいへんなんだろう」となって怒りがスーと消えていきます。

3章

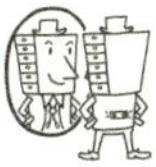

ノウハウ編

脳を鍛える記憶術

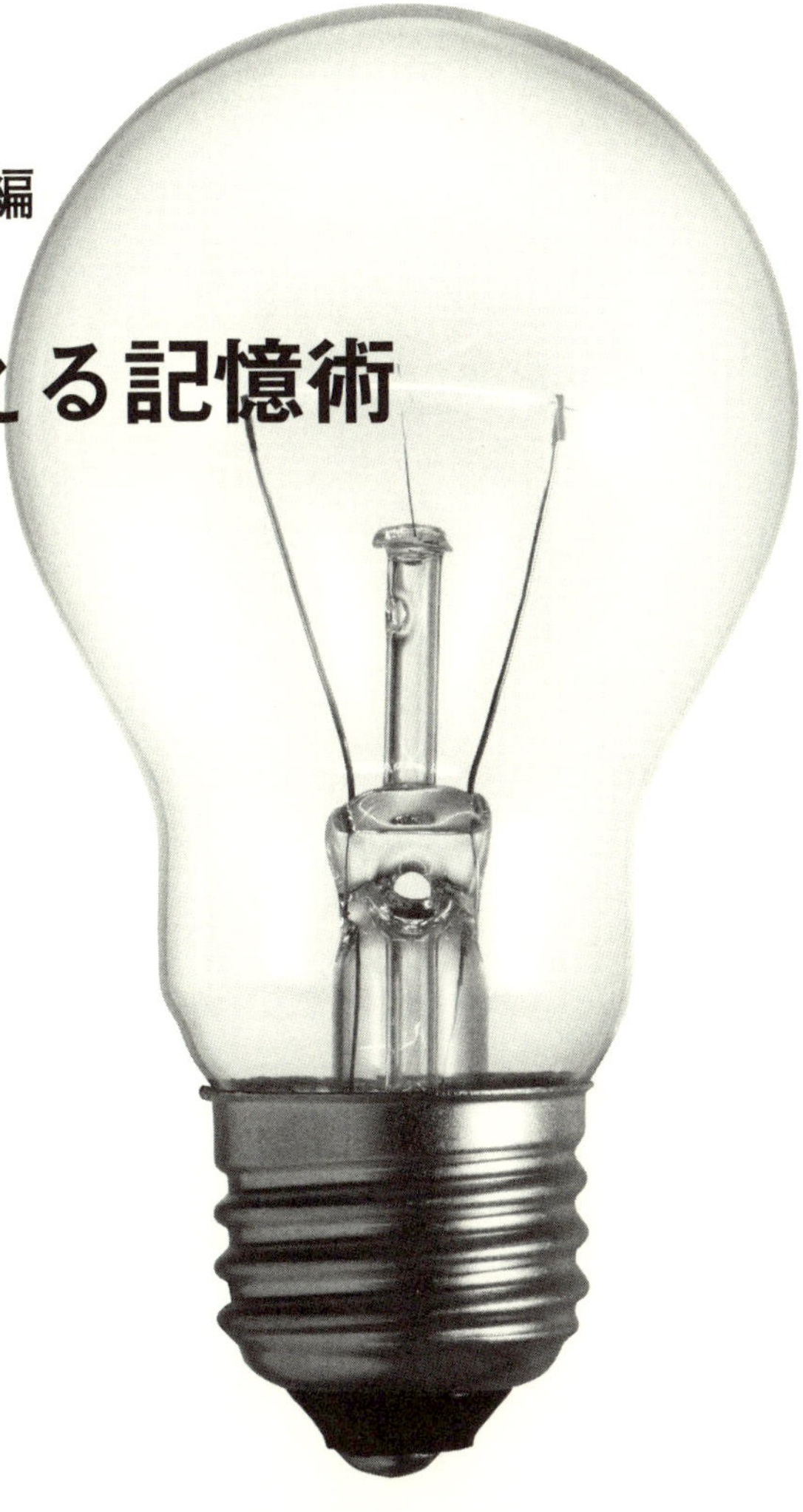

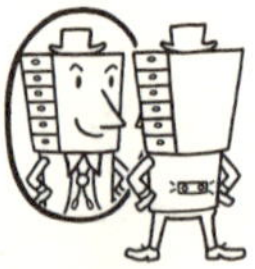

思考力も創造力も磨く記憶術

◆覚える作業が脳を活性化

電話番号やクレジットカードのナンバー、パスワード、マイナンバーカード番号、ホテルの部屋番号……。意味のない数字の羅列は覚えにくいですよね。銀行口座の暗証番号など自ら決められる番号は自分の覚えやすい数字にすることもできますが、マイナンバーカードの番号やホテルのルームナンバーなど一方的に与えられたものはとくに覚えられません。

また、「しょうゆと肉と卵と」と買い物をピックアップしてスーパーに行き、帰宅してから「あれを忘れた」なんてことはありませんか?

そこで多くの方は携帯電話や手帳に番号を記したり、買い物メモをつくったりしています。「情報はすべてパソコンやスマートフォンの中に入っているから、わざわざ記憶する必要などない」と考えている方も多いでしょう。

確かに、何かのときはメモを見て、番号や買い物内容などを確認すればいいわけですから、わざわざ記憶する必要はありません。

でも体と同じく、脳は使わなければ衰えます。つまり、記憶することをやめてしまえば脳の記憶媒体は衰えるばかり。そして、それが〝老ける脳〟につながるのではないでしょうか。

逆にいえばメモやパソコンに頼らずに記憶したら、それだけ脳は活性化するはず。そして記憶しやすく忘れにくい記憶術を活用すれば、誰でもいくつになっても覚えたいことを覚えることができるし、記憶力は磨かれます。

この章では、そんな覚えやすくて忘れにくい記憶術の具体的な方法をご紹介します。しかも、本章の記憶術は記憶力だけでなく、創造力や思考力、言語力なども鍛えられるもの！　つまり、記憶術で脳全体が活性化します。

そして、記憶術をフル活用する日々が〝老けない脳〟につながると、私は思っています。

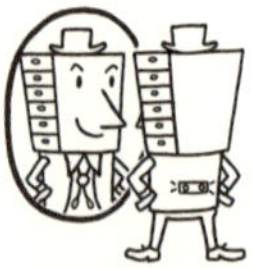

チェック！　あなたは記憶術に向く人？

では、あなたは記憶術に向いているか。まずは適性をチェックしてみましょう。次の10項目のうち、自分があてはまるなと思ったものに印をつけてみてください。

□料理にいつもひと工夫している
□小学生のとき、作文をほめられたことがある
□妻（または夫、父親、母親）の顔の特徴が3つ以上言える
□囲碁や将棋、ゲーム、マージャン、トランプなどが好きだ
□テレビのクイズ番組をよく観る
□だじゃれが好きだ
□庭いじりや日曜大工が好きだ
□気分転換の方法を持っている

□流行や新しいファッションに敏感だ
□家から駅までの地図が書ける

印が5つ以上の人は、今すぐにでも記憶術の名人になれます。3〜4個の人は、心にもう少し余裕を持って、だじゃれやなぞなぞを考えてみるといいでしょう。0〜2個の人は、少々問題ありです。目の前にあるコップや雑誌、自分のネクタイやスカートの色などを空想する習慣を1日3分持ってください。また記憶術は、次の①〜⑤のどれか1つでも合えば、楽しみながら身につけることができます。

①イメージがわきやすい
②人生経験が豊富
③創造的なことが好き
④楽天的
⑤年をとっても意欲を持っている

きっと多くの人が条件をクリアしているはずです。

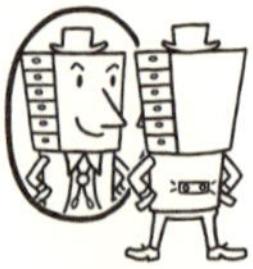

言葉をつなげて覚える「イメージ結合法」

◆数字を五十音におきかえる

では、どうやって覚えたらいいか？　実際の記憶術をご紹介しましょう。

まずは数字の羅列を覚えるのに有効な「イメージ結合法」です。

数字は、それ自体は無意味で情緒もへったくれもない、やっかいな代物です。ところが私たちの生活には数字があふれています。銀行口座番号や暗証番号、電話番号、パソコンのログインＩＤやパスワード、マイナンバーカード、健康保険証ナンバー、注目している会社の株価ナンバー、好きなワインのぶどう収穫年（ヴィンテージ）、車のナンバー……。その場で思い出したい数桁の数字はかなりありますよね。

「イメージ結合法」は数字を語呂で言葉にし、言葉を結合してストーリーをつくり、それをイメージ化して覚えるという記憶術です。

まず、重要なのは数字の語呂合わせの方法です。

語呂合わせは、何より数字と五十音の関連づけが大切です。日本人が読み慣れているのは「1はイ、（ひとつの）ヒ、ヒト」「2はニ、（ふたつの）フ」「3はサ、ミ」「4はシ、ヨ」「5はコ、ゴ」など。それをもとに「15⇒1（イ）5（ゴ）＝囲碁」「24⇒2（ニ）4（シ）＝西」というように語呂を合わせます。

ただし、読み慣れているカナをあてはめるだけでは限界があります。たとえば「257」という数字。カナをどう組み合わせても意味のある単語にはなりません。語呂合わせは、意味がなくて覚えられない数字の羅列をなじみのある言葉にしてイメージ化することで覚える記憶術ですから、意味のない数字を意味のないカナにしても記憶はできません。スムーズに語呂合わせをするためには、1つの数字に対して多くのカナをあてはめる必要があるわけです。

そこで私は、数字を五十音におきかえるために、125ページの「友寄式 数字－カナ変換表」を完成させました。

「友寄式 数字－カナ変換表」のポイントは、次ページの通りです。

❶「0はレ、レイ」「1はイ、ヒ、ヒト」というように、日本人が慣れている読み方で数字をカナに変換。

❷「0は丸いイメージからマ」「7は字の形が似ていることからタ」というように、数字の形から連想したカナに変換。

❸「2は英語のツーでツ」「7は英語のセブンでセ」「4は中国語発音でスーなのでス」というように、外国語の読みで変換。

❹①②③の似た発音のカナを変換。たとえば「フと似た発音のブも2に」「ラは口と似た発音なので口は6に」という感じです。

❺カ行は、百年戦争開戦（1339年）を「いささか長い百年戦争」とする語呂合わせなどから、「カ、キ、ケはクの兄弟」と考え、9に入れました。（余談ですが百年戦争開戦は1337年、1340年の説もあります）

❻どこにもあてはまらないアは、例外的にあてはめるカナが少ない5に。

❼あまった〝ン〟は、どこに入れてもよしとします。

「友寄式 数字－カナ変換表」は私が覚えやすいようにつくったものです。「ゼは7で

◇友寄式 数字ーカナ変換表

語呂合わせをつくるときの基本表

数字→カナ変換

	0	1	2	3	4	5	6	7	8	9
日本人が慣れている読み	レ レイ	イ ヒ ヒト	ニ フ ジ	サ ミ ザ サン	ヨ シ	コ ゴ	ロ ム	ナ	ハ バ パ ヤ	ク キュー
字の形から連想	マ (丸い)	ト ノ	ユ					タ ヌ ネ		
外国語から	オ (英)	テ (英)	ツ (英)		ホ (英) ス (中)	ウ (中)		セ (英) チ (中)	エ (英)	
似た発音から		デ ド ピ	ブ プ ズ	ソ ゾ ビ	ボ ポ		ラ リ ル メ モ	ゼ ダ	ヘ ベ ペ ワ	キ ガ グ カ ケ ギ ゲ
五十音全体のバランスから						ア				

※英語＝英語から、中＝中国語から

なく0（ゼロ）のほうが忘れにくい」と思うのなら、ゼ＝0でOK。「フランス語を勉強しているので、3にトロウ（3＝trois）のトを」と思うのなら、トは3でいい。自分にとってなじみやすい「自分式 数字－カナ変換表」をつくりましょう。

「数字－カナ変換表」をつくると、語呂合わせは格段にやりやすくなります。たとえば「26は2（ユ）6（メ）＝夢」というように、慣れている2（フ）6（ロ）のほかにも語呂合わせをつくることができるようになるのです。

◆2桁の数字に単語をあてはめる

「数字－カナ変換表」で語呂合わせをしてみましょう。

その際、数字は2桁ごとに言葉（イメージ）にするのがいちばんラクです。数字の数が多いほど語呂合わせはしにくくなり、10桁を意味のある言葉にするのはたいへんです。でも2桁ずつに分けるとさまざまな単語が思い浮かびます。

たとえば82という数字。「数字－カナ変換表」でいけば、8は「ハ・バ・パ・ヤ・エ・ヘ・ベ・ペ・ワ」、2は「ニ・フ・ジ・ユ・ツ・ブ・プ・ズ」におきかえられます。これを組み合わせると「ハブ、羽生、初、藪、パブ、野次、ワニ、ヤニ、恥、罰、バツ（×）」などの単語になります。単語が思いつかない場合は、それぞれの字をつなげてパソコンで検索したり、辞書を引いてみましょう。たとえば「ハニ」で検索すると「埴」という言葉が出てきました。こんなふうに思いもつかなかった単語が出てくると思います。

さらに2つの文字の間に〝ン〟や〝ー〟を入れると「ハープ、ハーブ、パーツ、ハーフ、犯人、番人、野人、半分、頒布、パンツ、円舞、塩分、エンジン、円陣、猿人、園児、馬ふん、パンジー、バージン、夜分」と、単語の数は飛躍的に増えます。

もちろん、他の数字も同じです。15は「囲碁、いちご、一号、のこ、インコ」など。38は「ビワ、見栄、さや、サンバ、さば、そば」など。2桁の数字にさまざまな言葉をあてはめることができます。

次ページの表は、「数字ーカナ変換表」を使って、00から99まで2桁の数のすべてに思いつく単語をあてはめたものです。

※「友寄式 数字ーカナ変換表」（125ページ）から言葉を連想した例。

50	GO、困る、こま、ごま、これ、号令、馬、尼
51	恋、コイン、合意、琴、今度、愛、跡
52	こんぶ、工夫、工事、コツ、兄、味、ウジ
53	ごみ、誤算、ござ、降参、暗算、網、海、朝
54	腰、格子、足、御用、ごぼう、牛、あほう
55	皇后、午後、あご、暗号、高校、ウンコ
56	ゴム、ゴロ、五郎、こんろ、あり、うり
57	粉、困難、懇談、歌、穴、高地、コーチ
58	小屋、ごはん、碁盤、小判、こうば（工場）
59	コック、悟空、ゴング、呼吸、秋、赤、垢
60	群れ、牢、ろう〈そく〉、漁、寮、ローマ
61	乱闘、ライン、りんどう、ロンドン、老医
62	文字、裸婦、ラブ、ランプ、隣人、浪人、老人
63	もみ、ムーミン、ルビー、猛者、ロビー
64	浪士、虫、リス、リンス、乱視、リボン、ロス
65	婿、めんこ、りんご、竜、論語、ラッコ
66	村、無理、メモ、リラ、桃、腿（もも）、森
67	むち、ランチ、リンチ、拉致、胸、リーチ
68	ロハ、老母、ろば、ルンバ、ラッパ、リンパ
69	陸、リング、籠球、ランク、ロック、理科
70	玉、生（なま）、だれ、多摩、たれ
71	タイ、ダンとつ、台、地位、大、ナット
72	夏、他人、谷、チーフ、ダンプ、地図、知事
73	波、民、炭酸、旅、ダンサー、足袋
74	梨、なす、地方、たんす、ダンス、暖房、痴呆
75	タコ、タンゴ、丹後〈地名〉、だんご、猫
76	太郎、専務、チーム、代理、たる、地理、チリ
77	太刀、団地、たな、父、乳、だんな
78	納屋、閨（ねや）、千葉、茶、束、談判
79	地球、滝、地下、ちかん、タンク、鷹、竹
80	山、浜、晴、腫れ、ヤンマー、ハンマー
81	灰、鳩、宿、番頭、バンド、江戸、バトン
82	パンツ、パブ、恥、犯人、やに、野人、番人
83	闇、破産、ばあさん、笑（えみ）、えさ、えび
84	ヤシ〈実〉、橋、はし、はす、バス、絵本
85	箱、屋号、番号、英語、はんこ、パア
86	野郎、春、針、パリ、万里、腹、バラ、やり
87	花、肌、バター、バッター、パンダ、鉢、蜂
88	母、はば、ばば、はえ、パパ、やや〈赤ん坊〉
89	野球、阪急、演歌、駅、墓、ばか、はげ、白金
90	熊、暮、がま、釜、鎌、きれ、彼、京
91	くい、紀伊、会、貝、かど、芸、木戸、ゲイ
92	くじ、漢字、傷、きじ、火事、国、かに、靴
93	組、首、君（きみ）、草、神、紙、火山、傘
94	くし、岸、供養、歌謡、近視、河岸、樫、ガス
95	金庫、救護、かご、急行、銀行、原稿、下戸
96	黒、くり、狩り、霧、金利、倉、苦労、きりん
97	北、仮名、肩、神田、宮中、口、キッチン
98	きば、かや、金歯、くわ、かばん、川、皮
99	気球、柿、菊、救急、核、ききん、けが

◇友寄式 00 ～ 99の語呂合わせ表

00	王、ママ、おれ、お礼、魔王、満々、丸々
01	舞、おの、音、老い、マント、音頭、マト、窓
02	恩人、鬼、伯父、乙、お湯、松、マンジ、まゆ
03	丸味、帯、お産、おさ、音叉、OB、王座
04	押す、オス、増す、鱒、升、冷房、魔法
05	孫、王侯、黄金、王古、マンゴー、レンコン
06	オウム、檻、まり、おら、マロン、満塁
07	女、町、マーチ、尾根、マナー、丸太、股
08	親、伯母、大番、音波、大家、オバン、レバー
09	奥、幕、岡、まき、マンガ、桶、OK、沖
10	居間、土間、塔、異例、とんま、脳
11	井戸、のんのん、委員、糸、一斗、インド
12	偉人、イブ、いつ、伊豆、農夫、どぶ、ひふ
13	遺産、のみ、胃散、とんび、ひざ、移民
14	いす、石、都市、投手、のし、いぼ、東洋
15	囲碁、いちご、1号、のこ、インコ、床（とこ）
16	色、鳥、のり、どら、イラン、トラ、昼
17	市、ひな〈鳥〉、板、インチ、土地、トタン
18	岩、家、市場、一番、一把、鳥羽、火矢
19	一休、息、軒、とげ、ひげ、インク、インカ
20	仁王、女王、嬢、妻、自慢、連れ、尿
21	じい、角（つの）、舞踏、武道、ぶどう、ふとん
22	婦人、夫婦、辻、筒、富士、冬、ゆず
23	文（ふみ）、罪、爺さん、兄さん、指、弓
24	西、武士、通信、地震、時報、ブス、UFO
25	富豪、双子、事故、人工、人口、2号、銃
26	ふろ、釣り、ぶり、鶴、つる〈草〉、百合
27	フナ、淵、ふた、札、ブナ、舟、豚、陣地
28	笛、つば、杖、庭、双葉、湯葉、ジーパン
29	福、フカ、ふき、服、肉、月、日記、時間、雪
30	さんま、僧、象、サイレン、鋲（びょう）、竿
31	里、佐渡、妻（さい）、さい〈ころ〉、サイン
32	札、サツ〈警察〉、3時、水、美人、ミニ
33	笹、さんざん、耳、さび、酸味、ミサ
34	山陽、美容、刺す、ミス、ミシン、三種、散歩
35	産後、塹壕、巫女（みこ）、備後、座高、ザコ
36	猿、サロン、ビール、びり、ミリ、ビル
37	三田、道、サンタ、美男、ビンタ、ビーチ
38	びわ、見栄、さや、サンバ、さば、そば、宮
39	サンキュー、酒、坂、柵、みかん、砂金、砂丘
40	ショー、島、洋間、姉妹、ほうれん〈そう〉
41	ヨット、宵、嫉妬、法衣、種痘、ボイン
42	死人、新人、神父、室、スジ、シーツ、新婦
43	すみ、シーサー、しみ、黄泉、予算、市民
44	法師、紳士、獅子、志士、すし、養子、星
45	正午、信号、しこ、横、洋行、信仰、香港
46	城、白、夜、すり、汁、新郎、しり、堀
47	下、死地、幼稚〈園〉、骨、ホタ〈ル〉
48	しわ、審判、シンパ、社、深夜、本屋
49	欲、要求、子宮、鹿、好き、スキー、杉

語呂合わせ表は、あくまで私にとってなじみのある言葉をあてはめたもの。たとえば「01は〝礼（0はレ、1はイ）〟が覚えやすい」というように、あなたが自分にとってなじみのよい言葉で、00から99まで各数字にそれぞれ2～3個の単語をわりあてた〝自分流のキーワード表〟をつくってみましょう。２桁数字の語呂合わせ表があると、すぐに語呂合わせができます。

そして、２桁の数にあてはめた単語をつなげて数の羅列を覚えるわけです。

たとえば１５４６８２の場合。「１５《インコ》（インコ）、４６《シリ》（尻）、８２《ハンニン》（犯人）」の言葉を組み合わせて「インコに尻をかじられた犯人」や「１５《イゴ》（囲碁）、４６《ヨル》（夜）、８２《ヤジン》（野人）」で「囲碁で夜を明かした野人」というストーリーもできます。そしてインコに尻をかじられた犯人や、囲碁に夢中になって夜更かししている野人の姿を、頭の中でイメージして覚えると、10桁くらいの数字など簡単に記憶ができます。

ストーリーをイメージ化（画像化）するのは、理由があります。脳は言葉のみより、言葉に表や写真などを加えた視覚的イメージのほうが残りやすいんです。つまり言葉だけで覚えるより、言葉をイメージした視覚的情報のほうが脳は忘れません。

実際、私は円周率をこの方法で覚えました。たとえば円周率８２０桁台の４２５２

230825。2桁ごとに「42《シニン》（死人）、52《ゴニン》（5人）、23《フミ》（文）、08《オヤ》（親）、25《フゴ》（富豪）」という5つの言葉に分割し、「死人が5人やってきた。5人は文（手紙）を持っていた。文は親あてで、親は富豪だった」というストーリーを作成。「死人5人が富豪の親あての手紙を持っている」というイメージ図を頭の中に描いて覚えていきました。

◆自分流の記憶棚引き出しキーワード表をつくる

数字を語呂合わせするのではなく、「数字ーカナ変換表」を使って数字をカナ読みし、その頭の字から始まる言葉を連想するイメージ結合法もあります。

たとえば「0はレ」と読み、レから始まる言葉としてレストランにします。そうしたらレストラン関係として「01は、イが頭につく居酒屋」「02は、ニが頭につく日本料理店」というふうにして決めていく。また「1」は字の形から〝ト（ド）〟をイメージし、動物に。1（動物）を頭に、「10は0（オー）だからオットセイ」「11はイだから犬」というように動物をキーワードに頭字のつく種を決めて表にします。

私は、これを「記憶棚引き出しキーワード表」と名付けました。百聞は一見にしかず。次ページの「友寄式 記憶棚引き出しキーワード表」を見てください。

※順序通りに覚えたいときに便利（155、171ページ参照）。たとえば「7（台所）」ばかりではなく、日により時により、気分を変えて「1(動物)」や「4(スポーツ)」など、別の引き出しを使って覚えると、より脳の活性化につながる。
※歩きながら、トイレの中など、こま切れ時間を使って、つくった表を見ないで言えるようになるまで練習する。
※マスターしたら、タイムをはかり、10秒以内で言えるまで練習する。
※5秒以内で言えるようになれば卒業！　ゲーム感覚で、楽しみながら覚えよう。
※「友寄式 数字ーカナ変換表」（125ページ）を参照。

引き出し5（娯楽）

				54	将棋	57	ダンス
50	オセロ	52	日本舞踊	55	五目並べ	58	俳句
51	囲碁	53	ビリヤード	56	ルービックキューブ	59	カラオケ

引き出し6（虫）

				64	ホタル	67	タマムシ
60	オニヤンマ	62	ツクツクボウシ	65	コオロギ	68	バッタ
61	トンボ	63	ミツバチ	66	モンシロチョウ	69	クワガタ

引き出し7（台所）

				74	しゃもじ	77	鍋
70	オーブン	72	フライパン	75	コップ	78	ヤカン
71	トースター	73	皿	76	ラップ	79	ガス台

引き出し8（野菜）

				84	しょうが	87	なす
80	レンコン	82	にんじん	85	ごぼう	88	白菜
81	芋	83	三つ葉	86	ラッキョウ	89	きゅうり

引き出し9（果物）

				94	すいか	97	梨
90	レモン	92	ぶどう	95	ウリ	98	バナナ
91	いちご	93	みかん	96	桃	99	柿

◇友寄式 記憶棚引き出しキーワード表

引き出し0（レストラン）

00	おでん屋	05	コリヤ料理店
01	居酒屋	06	ラーメン屋
02	日本料理店	07	中華料理店
03	そば店	08	バイキング店
04	寿司店	09	海鮮料理店

引き出し1（動物）

10	オットセイ	15	ゴリラ
11	犬	16	ライオン
12	ブタ	17	タヌキ
13	猿	18	ヤギ
14	しま馬	19	キリン

引き出し2（人体）

20	眉	25	腰
21	ヒザ	26	胸
22	ふくらはぎ	27	乳
23	耳	28	鼻
24	尻	29	口

引き出し3（魚）

30	まぐろ	35	コイ
31	イカ	36	メダカ
32	フグ	37	なまこ
33	サバ	38	ハマグリ
34	シジミ	39	クジラ

引き出し4（スポーツ）

40	レスリング	45	ゴルフ
41	登山	46	ローラースケート
42	柔道	47	ナギナタ
43	サッカー	48	野球
44	相撲	49	剣道

脳は出だしが思いつくと、芋づる式に思い出します。「0はレストラン」と思い出せば、そこから「レストラン関係の1（イ）だから、01は居酒屋」と連想して思い出すことができます。

そして、それぞれの言葉をイメージ結合法でつなげます。

たとえば「0210」というパスワードを覚えるとします。「02日本料理店」「10はオットセイ」ですよね。2つをつなげて、パスワードは「日本料理店でオットセイが食事」というようなイメージで覚えます。「日本料理店はレストランのニ（2）だから02。そこでオットセイが……。オットセイは動物の0だから10」と芋づる式に思い出し、「0210」と想起できるわけです。

前ページの「記憶棚引き出しキーワード表」は、私にとってなじみやすく覚えやすい単語でつくったものです。「動物の〝0〟はオットセイよりオオカミがいい」「娯楽の〝4〟は将棋より書道のほうがなじみやすい」など、自分にとってなじみやすいキーワードに変えてください。また「0をレ」ではなく、「0を丸の形からマ」と呼んで、「町」にするのもいいでしょう。そして「00は町の（レ）レストラン」「01は町の（イ）居酒屋」「05は町の（コ）交番」とキーワードを設定していく。そうやって自分が覚えやすいキーワードで、まずは00から99までの「自分流 記憶棚引き出しキーワード表」をつくりましょう。

さらに3桁・4桁の記憶棚引き出しキーワードをつくりませんか。次ページに、私がつくった3桁などの記憶棚引き出しキーワード表をご紹介します。

たとえば「87は8（ハ）7（ナ）＝花」とし、「3桁目の0はレンゲ、1はヒヤシンス、2はツバキ」というように花の名を0から9まであてはめます。「871」という数字は「花《87》のヒ《1》ヤシンス」で覚えればいいわけです。

料理が好きならば、それを活用してキーワード表をつくるのもいいですね。「606は6（リ）0（オ）6（リ）＝料理」とし、「4桁目の0はおでん、1は稲荷ずし、2は肉料理」と数字のカナ読みを頭にした料理をあてはめる。「私は稲荷ずしが得意だから、6061（料理《606》は稲《1》荷ずし）」とつけた暗証番号は自分が忘れないし、個人的な趣味を織り込んだ暗証番号は解読される心配はほぼないといってもいいでしょう。

自分にとってなじみがあるものは覚えやすく、関連して次のキーワードが出てくるようにすれば想起がしやすくなる。これが記憶棚引き出しキーワードの極意！　楽しみながら自分流のキーワード表をつくって、楽しみながら記憶をしましょう。

◇友寄式 記憶棚引き出し 3 桁、4 桁キーワード表

引き出し「16」（鳥）

0 オシドリ、オナガドリ
1 ヒヨコ、ひばり、インコ
2 鶏、鶺、ツバメ
3 サギ、ミミズク、ミソサザイ
4 シラサギ、スズメ
5 コウモリ、ウグイス、アホウドリ
6 メジロ、ライチョウ
7 七面鳥、タンチョウ鶴、ダチョウ
8 鳩、ペンギン
9 九官鳥、カモメ、カラス

引き出し「87」（花）

0 レンゲ、オシロイバナ、マーガレット、
1 ヒヤシンス、ヒイラギ、野菊
2 フジ、ユキヤナギ、ツバキ
3 桜、山茶花、さつき、サルビア、ミズバショウ
4 シクラメン、白百合、スミレ、スイートピー
5 コブシ、梅、卯の花、アカシヤ、あじさい
6 ムクゲ、ムラサキシキブ、モクレン、ローズマリー
7 菜の花、ナデシコ、チューリップ、ダリヤ
8 ハス、バラ、萩、ハナミズキ、ベニバナ
9 菊、キキョウ、カーネーション、キンモクセイ

引き出し「99」（楽器）

0 オルガン、オーボエ、オカリナ、マラカス
1 ドラム、トランペット、ピアノ、ピッコロ
2 フルート、笛、鼓
3 サックス、琵琶、ビオラ
4 横笛、尺八、三味線、シンバル、笙（ショウ）
5 琴、コントラバス、胡弓、ウクレレ
6 ラッパ、木琴、リコーダー
7 太鼓、大正琴、チェロ、チェンバロ
8 ハーモニカ、ハープ、バイオリン、
9 クラリネット、ギター、キーボード

引き出し「606」（料理）

0 おでん、親子丼、オムライス、おこわ
1 稲荷ずし、冷やし中華、冷奴、鉄板焼き
2 肉料理、煮込み、握り飯、フカヒレスープ
3 刺身、ざるそば、みそ汁、ソーメン
4 シチュー、しゃぶしゃぶ、汁粉、すき焼き
5 五目そば、ごはん、うどん、うな重
6 ライスカレー、目玉焼き、もりそば
7 ナポリタン、鍋焼きうどん、卵焼き、たこ焼き
8 焼きそば、春巻き、バーベーキュー
9 牛丼、カレーライス、かつ丼、餃子

※「友寄式 数字ーカナ変換表」（125ページ）を参照。

◆ストーリーづくりのツボ

単語をつなげてストーリーをつくり、イメージ化するイメージ結合法。そのポイントの１つは「数字にどんな言葉をつけるか」です。

もう１つのポイントは「言葉を組み合わせてどんなストーリーをつくるか」です。

ストーリーづくりにはツボがあります。

▼ツボ１　強烈な忘れにくいストーリーをつくる

ストーリーは驚きや楽しさや面白さなどが入ったインパクトの強いものほどいいです。たとえば前述した円周率８２０桁台の４２５２２３０８２５。「４２《シニン》（死人）、５２《ゴニン》（５人）、２３《フミ》（文）、０８《オヤ》（親）、２５《フゴ》（富豪）」の５つの言葉に分割し、「死人が５人やってきた……」というストーリー（１３１ページ参照）をつくりました。

４２は〝新人〟の語呂合わせでもいいのですが「新人５人」より「死人５人」のほうが驚きのインパクトは強い。日常生活でもインパクトが強いことほど、記憶として残りますよね。それと同じく、単語やストーリーはインパクトのあるものほど記憶として定着されやすくなります。

あなたの想像力を全開にして意外性や驚き、不合理性、感動などのあるストーリーをつくり上げてくださいね。

▼ツボ２　五感を総動員する

より忘れにくいストーリーにするためにはにおいや味、肌ざわりなど五感をプラスした感覚イメージを織りまぜると効果的です。

なかでも、においや味は記憶を強く刺激し定着させます。実際、大のアジア好きの私の友人は都内を歩いていてふと鼻腔をくすぐるエスニック料理のにおいに出会うたび、バンコクの屋台街を思い出すそうです。似たような体験をお持ちの方は多いでしょう。稲荷ずしを食べるたびに母の味を思い出すとか……。そうしたらパソコンのパスワードは、記憶棚引き出しキーワード表の「料理・稲荷ずし＝６０６・１」と、２桁数字を単語におきかえた「母＝８８《ハハ》」をつなげて「６０６１８８」はいかがでしょう。稲荷ずしから母が連想されて想起しやすくなります。

▼ツボ３　覚えた場所のイメージをミックスする

深く記憶するには、周りの様子をいっしょに覚えてしまうのもいいです。

たとえば、私は円周率1030桁台（5338182796）を、近所にある鮮魚店のお父さんの威勢のいいしぐさを見ながら、「103《トオサン》（父さん）[最後の0は省略]」、53《ウミ》（海）、38《サバ》（さば）、182《イパツ》（1発）、796《ナグル》（なぐる）＝父さん、海のさば、一発なぐる」と覚えました。40年以上も前のことですが、いまだに円周率1030桁台を思い出そうとすると、あのお父さんの元気なかけ声とともに新鮮な魚のにおいが蘇り、スルスルと暗唱できます。場所と関連づけて覚えると手がかりが増えて、より思い出しやすくなりますよ。

▼ツボ4　ストーリーにタブーをつくらない

言葉をつなげるストーリーづくりに正解はありません。あなたが思い浮かべたストーリーでいいんです。セックスや殺人、犯罪といったショッキングなイメージも除外しないほうがよいでしょう。たとえば「37564」という数字を「3（ミ）7（ナ）5（ゴ）6（ロ）4（シ）＝みなごろし」とイメージしてもOK。ショッキングな光景はずっと覚えたりしているものですから。

ストーリーにタブー（禁忌）はつくらず、常識や良識を無視して、想像を絶するありえない不合理なイメージを連想しましょう。

かくいう私も円周率暗唱のためにつくったストーリーはさまざま。楽しい話のほかに出版物にはのせられない言葉や内容を素材にしたもの、なかには妻に見せられないものもあります。イメージの中だけの話ですから、それはそれでいいのです。

◆ストーリーはやわらか頭でつくる

語呂やカナ読みを考えて数字を言葉にし、それを組み合わせてストーリーをつくる。その作業は面倒くさいです。慣れるまでは時間もかかるでしょう。

でも慣れないことや面倒くさいことをするなかで脳は活性化するもの。しかも柔軟な発想で「数字にどんな言葉をあてはめようか」「言葉をつなげてどんなストーリーにしようか」と考えている間、脳の創造や思考、言語などを司る領域はフル回転しているはず。

さらに丸暗記したことはすぐに忘れてしまいますが、面倒な作業をして自分の頭でイメージをつくり、意味のある内容として理解・整理して覚えこんだことはしっかり記憶され、記憶として定着したものは忘れません。その記憶し想起する日々のなかで記憶力が磨かれていくのは、いうまでもありません。

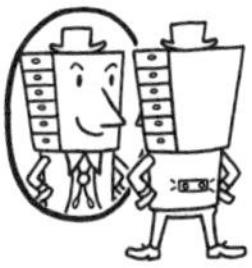

大量の数字は「3秒イメージ記憶術」で

◆覚えたいグループごとに〝番地〟をつける

「円周率暗唱に挑戦したい」「素数（1とその数以外では割り切れない数。素数も無限）を覚えたい」など、膨大な数の羅列を覚えるには、イメージ結合法を応用した「3秒イメージ記憶術」がおすすめです。

詳しくは「友寄式　3秒イメージ記憶術」（13ページ）でご紹介しましたが、これは数字を10桁ずつに分け、3秒で言えるストーリーをつくって覚えていく方法です。

3秒は吸って吐く人間の生体リズムと同じで、ひと呼吸で言えることは覚えやすく思い出しやすい。この生理リズムを使って、3秒イメージ記憶術は10桁ごとに「番地」をつけていく方法なわけです。

〝番地〟は、私の失敗から編みだしたものです。円周率暗唱に挑戦を始めた頃、幼い娘に「１００番目の数字は何？」と聞かれ、１から暗唱を始めたら１００番目にたどり着く前に娘が飽きて遊びに行ってしまったんです（笑）。

そのとき、気がつきました。イチから始めないと思い出せない方法では毎日頭から暗唱しなければならず、後ろの数字の記憶ができません。復習もしかり。イチから始めるやり方では、なかなか後ろまでたどり着きません。また、途中の数字をど忘れしたとき、それ以降の数字は思い出せなくなります。

そこで覚えるグループ（10桁）ごとに語呂合わせで番地をつけました。

たとえば、私は円周率１００桁台には「１０《ヒレ》＝悲恋」（最後の０は省略）という番地をつけました。そして１００桁台の８２１４８０８６５１は悲恋と関連した「８２１《パンツノ》（パンツの）４８《シワ》（しわ）で０８６《オワル》（終わる）５１《コイ》（恋）＝パンツのしわで終わる恋」というストーリーに。また４万６１８０桁台を「４６１８＝白い歯」という番地にして、４万６１８０桁台の円周率８１８２４４６５８４は白い歯と関連づけた「８１《ハイ》（歯医）者で８２４《バッシ》（抜歯）したから４６５《シルコ》（汁粉）は８４《パス》（パス）＝歯医者で抜歯したから汁粉はパス」のストーリーにしました。

大量の数字に番地をつけると、たとえば「４万６１８０桁台は」と聞かれても

4万6180桁が「白い歯」につながり、そこから歯をキーワードに10桁がすぐに想起できます。復習するときもしかり。「今日は100桁台から復習しよう」と思えば、悲恋という番地を頼りにそこから始めることができます。

いかがでしょうか? 百桁を超えるような数字を一度にすべて覚えるのは難しいし、その覚え方は非効率的です。10桁ずつに区切ってそれぞれに番地をつけ、10個の数字ひとかたまりを番地に関連するストーリーとして記憶していけば、大量の数字も無理なく覚えることができますよ。

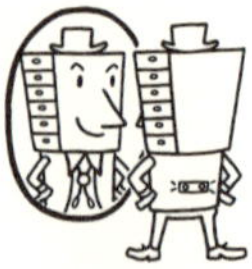

英単語などの記憶に「フラッシュカード法」

学生の頃、カードを使って英単語を覚えたことはありませんか？　「フラッシュカード法」は、単語カードに3秒イメージ記憶術を合わせたもの。これは、英単語など語学の記憶に役立ちます。

◆カードを記憶術の小道具に

①英単語を覚えるときによく使う、めくれる単語カードを用意。カードの表に記憶したい英単語、裏に日本語訳を記入します。単語の書き方は自分流でOKですが、たとえば「MEMORIZE（暗記する）」など肯定的な意味の単語は青色サインペン、「FORGET（忘れる）」など否定的な意味の単語は赤色サインペンで書くなど、色を使い分けると印象はより強烈になって覚えやすくなります。

②①のカード5枚を1組にします。1枚のカードの表を3秒間凝視し、次に裏に記入した日本語訳を3秒間凝視。
③同様に次のカードも3秒間凝視します。
④同じように5枚のカードを見終わったら、最初からもう一度3秒間ずつ凝視。
⑤また最初に戻って3回目の凝視をします。

注意点は、ただ漠然と眺めるのではなく、目をパッと見開いて3秒間を集中的に凝視すること。3秒しか時間がないという緊張感で覚えやすくなりますよ。しかも目の筋肉運動が脳を刺激するのでしょう、より集中して記憶できるようになります。

慣れてきたらカードを1枚ずつ増やして単語を覚えていきましょう。

何回かくり返すうち、覚えにくい単語が出てくるかもしれません。その場合は覚えられない単語だけを集め、集中的にフラッシュカード法で何度も復習しましょう。

フラッシュカード法は、ちょっとした空き時間に使えるのがメリットです。外出時にカードを持ち歩き、散歩のときや電車の待ち時間などにフラッシュカード法で記憶や復習に活用します。

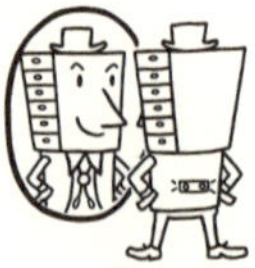

パターンで覚える「ロケーション法」

◆ノート一面を絵に見立てて記憶

「ロケーション法」は、人間が持つパターン認識能力を最大限に活用して記憶する方法です。街で顔見知りの人に会ったとき、すぐ「○○さん」とわかりますよね。それは顔や全体の姿を図形的なパターンとして認識しているから。日本地図を見ると「ここは北海道、ここは九州」と判別できるのも、日本全体の形をパターンとして認識しているからです。試験のとき「これは確かノートの右上に書いてあったよなあ」などといった経験がある方も多いことでしょう。このように、ものごとをパターン化して認識する能力が〝パターン認識能力〟です。

ロケーション法は、この能力を記憶術に応用したものです。

では、具体的にどうすればいいのか？　行きたい店の地図をつくってみましょう。まず、パソコンなどで店の地図を印刷してください。一般の地図を広げてもいいです。そして、見開きのノートに店周辺の地図を書き写します。行きたい店の場所を書き込み、道路や他の店舗なども詳細に記します。何種類かの色のペンを使い、行きたい店は赤、道路は青というように色を書き分けるとなお覚えやすくなります。

手書きの地図ができたら、最初はノート一面をぼんやりと見て全体の感じをつかみ、「行きたい店は右ページの上側にある」というように大雑把なパターンとして認識してください。次に細部をよく見て「店の隣に郵便局がある」とか「店は幹線道路に面している」とか、手書き地図の内容を理解します。

地図を手書きするだけである程度は記憶されますし、ノート一面に書いた地図をじっくり見ているうちパターンとして脳にしっかり認識・記憶され、地図を持たなくても店に行けるようになります。

ロケーション法は、スケジュール管理などにも使えます。ノート一面に1カ月の予定表をつくり、予定を書き込んでいく。そして地図と同じ要領で記憶します。すると予定表がパターンとして目に浮かび、スケジュール管理ができるようになります。

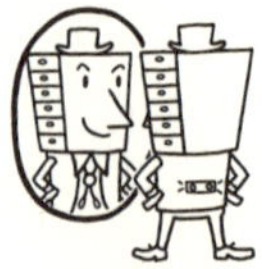

出だしの文字をつなげる「頭文字結合法」

◆大切なことを覚えるのに有効

頭文字（頭字）を並べかえて覚える「頭文字結合法」という記憶法もあります。

頭文字結合法はいろいろなところで使われており、「ホウレンソウ（報告・連絡・相談）」もその1つです。86ページでご紹介した5大栄養素を補給する食材「マゴワヤサシイ」も、マメ・ゴマ・ワカメ・ヤサイ・サカナ・シイタケ・イモの頭の文字を合わせた頭文字結合法です。

また、腎臓研究の世界的権威で内科学者の故・大島研三氏が高齢者への健康アドバイスとして推奨した「よいこのためのかぎ（よい子のための鍵）」は、「酔って入浴するな」「医者と仲よくせよ」「転ぶな」「飲みすぎるな」「食べすぎるな」「目方に注意しろ（体重管理）」「（食べ物を）のどに詰まらせるな」「カゼをひくな」「義理を欠け（無理をするな）」の頭文字の読みを結合したものです。順序を変えれば「嫁の太鼓の鍵」「世のためこの会議」「会議残った飲めよ」など、いろいろなフレーズができます。

頭文字結合法は、地図やものの配置などを覚えるのにもおすすめです。たとえば四国4県の県名と位置。愛媛、香川、高知、徳島のエ、カ、コ、トという4つの頭文字を抽出し、西↓東、北↓南の順にたどってストーリーをつくります。こんなのは、どうでしょう。「四国演歌は琴で歌え」。「江戸のかたきを高知でとる」。こうやると地図なども比較的簡単に覚えられますよ。

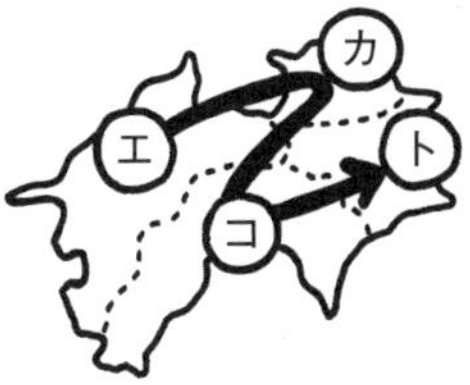

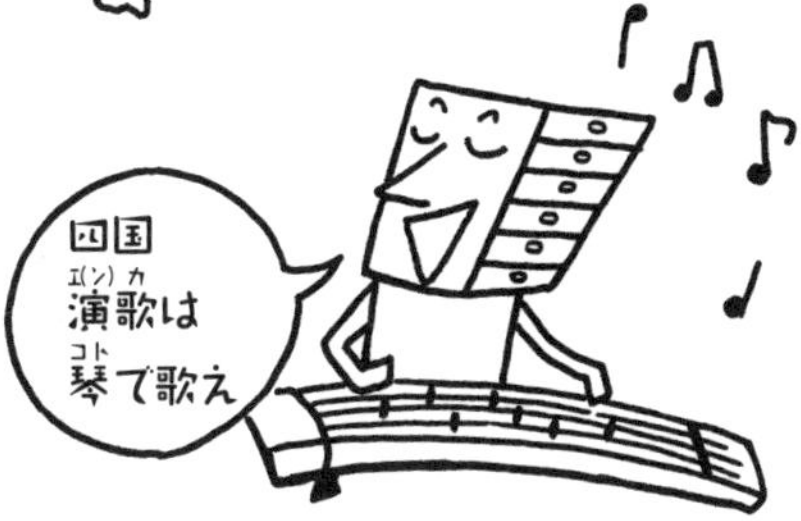

頭文字を使って文をつくるのは、それだけで頭の体操になります。アイディアが閃いたときの「やったー」という達成感もうれしい。そして、しっかり記憶できます。

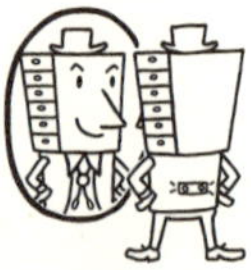

体の部位に数字をふる「人体パーツ法」

◆体に番号をつける

会社の宴会、町内会の集まり、友だちとの旅行……。そんなとき、記憶術の余興を披露してみませんか?

まず0~9まで記した10枚の紙を10人に配ります。それぞれに「花」「ラジオ」「山」というように思いついた単語を紙に記してもらいましょう(ダブった単語があったら、書きかえてもらいます)。あなたは10枚の紙を並べ、それぞれに書かれた数字と単語を見ます。紙を伏せ、観客に任意の数字を言ってもらいましょう。「5番は?」と言われたら、「花」と答える。「8番は?」と聞かれたら「ラジオ」と答える。すべてを答えたら拍手喝采、あなたは記憶名人と呼ばれること請け合いです。

これは、人体パーツ法を活用した記憶術です。

人体パーツ法とは、「数字－カナ変換表」（125ページ）をもとに、体のパーツ（部位）に数字をわりふるもの。たとえば「0⇓マル⬇眉」「1⇓ヒ⬇ヒザ」「2⇓フ⬇ふくらはぎ」「3⇓ミ⬇耳」「4⇓シ⬇舌」「5⇓コ⬇腰」「6⇓ム⬇胸」「7⇓チ⬇乳」「8⇓ハ⬇鼻」「9⇓ク⬇口」にします。そして5番の紙が花だったら、「腰に花をぶらさげた」と体の部位と単語をつなげて覚える。すると「5番は？」と問われたとき、「5は腰。腰に花」と想起でき、「花」と答えられるわけです。

人体パーツ法の最大のメリットは、最もなじみのある自分の体をキーワードにするだけに記憶・想起がしやすいこと。たとえば暗証番号「1234」を覚えたい場合は、1（ヒザ）、2（ふくらはぎ）、3（耳）、4（舌）ですから「ATMにヒザとふくらはぎと耳をぶつけ、舌打ちした」とイメージする。ATMの前で「えーと、暗証番号は？」と思ったときは「ATMにヒザとふくらはぎと耳をぶつけ……。ヒザは1、ふくらはぎの2、耳は3……」とすぐに想起できます。

体の部位にわりふった数字は私が覚えやすいようにつけたものです。2はふくらはぎではなく、ふとももでもいい。9は口ではなく、くるぶしでもいい。自分が覚えやすいように工夫してくださいね。

4章

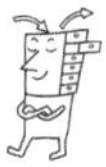

応用編

記憶術で脳はイキイキ、生活は楽しく

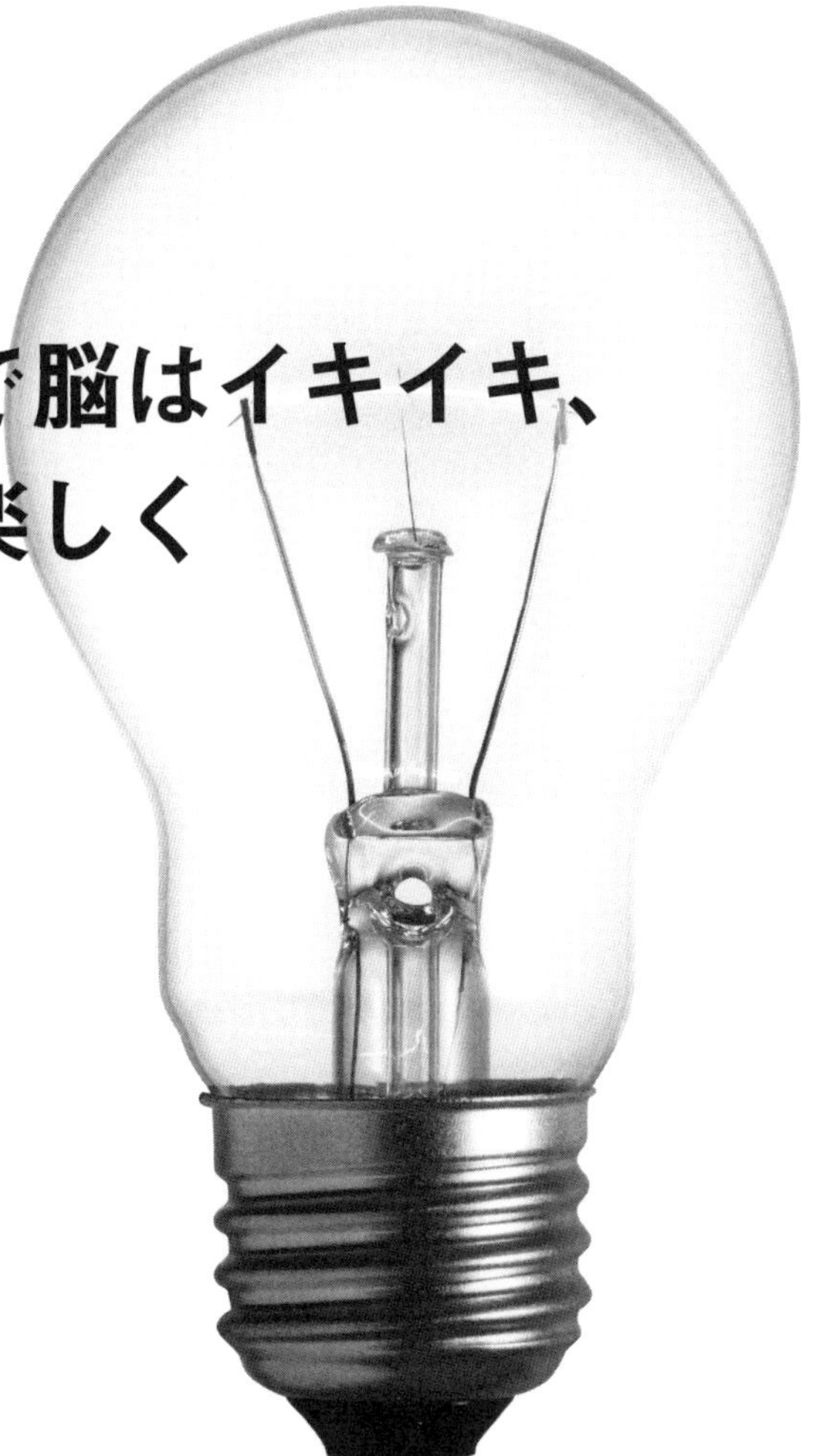

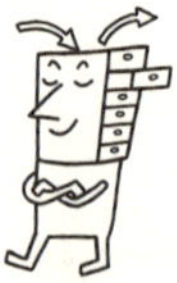

その場でパッと思い出す《外出先編》

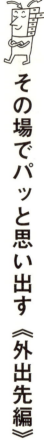

記憶術は、さまざまなシーンで活用・応用することができます。

まずは外出編です。

◆「行き忘れ」「買い忘れ」を防ぐ

手紙を投函し、銀行でお金をおろし、予約していた本を書店に取りに行き、帰りにスーパーで買い物をする。しっかり予定をたてたのに、「書店に寄るのを忘れてしまった」「スーパーで○○をうっかり買い忘れてしまった」という経験をお持ちの方は多いはず。

行き忘れや買い忘れの防止におすすめなのが、イメージ結合法の応用といえる「ローマン・ルーム法」です。

古代ローマ人が編み出した「ローマン・ルーム法」は〝場所法〟とも呼ばれ、空間にあるものと覚えたいことを結びつけ、順序立てて記憶する方法です。

たとえば「記憶棚引き出しキーワード表」（132ページ）の引き出し7（台所）を使ってみてはいかがでしょう。「手紙を投函して、銀行へ行ってお金を引き出し、注文しておいた本を買い、帰りにスーパーで酢とリンゴと卵を買う」など用事を空間イメージと結びつけます。「手紙をオーブンで焼いた。となりのトースターがチンとなって札束が飛び出した。フライパンで本を揚げて、皿に酢をなみなみ注いで添えた。しゃもじでリンゴを切って食べ、コップに卵を割り入れて飲んだ」という具合です。

〈オーブン⇕手紙〉〈トースター⇕札束（お金）〉〈フライパン⇕本〉〈皿⇕酢〉〈しゃもじ⇕リンゴ〉〈コップ⇕卵〉と、なじみの空間にあるものと用事を結びつけたストーリーを覚えると、「オーブンで手紙、次はトースターで銀行」というように思い出すことができます。

数字が決まっている場所に用事を関連づければ、なおのこと覚えやすいです。たとえば野球グラウンド。ピッチャーは1番、キャッチャーは2番……と番号が決まっている野球は、ローマン・ルーム法にぴったりの空間といえます。「ピッチャーが手紙を投げた。キャッチャーが中を見たら、お金が入っていた。ファーストが本を読んでいてセーフになり、怒ったセカンドが酢を投げた。横のショートがリンゴを投げ、それを見ながらサードが卵を食べた」という具合に、面白くて楽しいストーリーをつくりましょう。

これで順番も迷うことなく、行き忘れや買い忘れが防げます。

◆地図を覚える

地図の記憶は、146ページの「ロケーション法」が便利です。

まずノートの見開きに、行きたい場所の地図を書き込みます。行きたいところはもちろん、隣にあるものや道路なども詳細に記しましょう。行きたい場所は赤色、道路は青色というようにペンの色を使い分けると、なお覚えやすいです。

そして手書きの地図をぼんやり見て全体の感じをつかみ、「行きたい場所は右ページの上側にある」というように大雑把なパターンとして認識します。次に細部をよく見て、「隣に銀行がある」「向かいにスーパー」「店は交差点の右横」というように場所を理解します。

地図を手書きすることで記憶しやすくなります。さらにノートに書いた地図が絵のパターンイメージとして認識・記憶されるダブル効果で、地図を持たなくても行きたいところに行けるようになると思います。

◆時刻表を覚える

「数字ーカナ変換表」（125ページ）を活用して語呂合わせで覚えましょう。「16時51分の電車に乗りたい」ならば、「1（イ）6（ロ）5（コ）1（イ）＝色恋」でいかがでしょう。

「00〜99の語呂合わせ表」（128ページ）や「記憶棚引き出しキーワード表」（132ページ）から言葉をつなげるイメージ結合法もいいです。たとえば、バスの出発時間が10時28分なら、「10（オットセイ）に28（鼻）をなでられた」という具合に覚えます。

「病院の帰り、11時台のバスに乗りたい」というように乗りたいバス時刻は状況に合わせて……という場合もあるでしょう。その際は、11時台のバス時刻をイメージ結合法で覚えましょう。11時台のバス時刻が08分・25分・57分だったとします。記憶棚引き出しキーワード表から「11（犬）、08（バイキング店）、25（腰）、57（ダンス）➡

犬が、バイキング店で腰をふってダンス」とストーリーをつくると、バス時刻がしっかり記憶できるわけですね。

◆ホテルのルームナンバーを覚える

数字の羅列は「数字ｰカナ変換」の語呂合わせやイメージ結合法で覚えましょう。

たとえばルームナンバーが８１０号室なら「８（ハ）10（ト）＝鳩・ハート」、１１２６号室なら「１（イ）１（イ）２（フ）６（ロ）＝いい風呂」などなど。

語呂合わせが思いつかない場合は「記憶棚引き出しキーワード表」を活用したイメージ結合法で。１５２３号室は「15（ゴリラ）、23（耳）」からイメージして「ゴリラの耳」でどうでしょう。８７３号室は「記憶棚引き出し3桁、4桁キーワード表」（１３６ページ）の「87（花）から3（桜）」を連想して「花の桜」に。なんだか宿泊が楽しくなりませんか。


何より、ルームナンバーをしっかり覚えれば部屋がわからずに廊下でウロウロなんてこともなくなります。

◆飛行機などのシートナンバーを覚える

「16Ｆ」「22Ｃ」など、新幹線や飛行機のシートナンバーは数字と英字の組み合わせですよね。これを覚えるには**英字をカタカナ表記のなじむ外来語に変換、数字は語呂合わせにする**のがおすすめです（129ページ表参照）。

16（とり）、Ｆ（フ）ード＝鳥の餌

22（ふじ）、Ｃ（コ）ーヒー＝富士山でコーヒー

「座席番号は16Ｆだから鳥の餌」「22Ｃだから富士山のコーヒー」と覚える。飛行機や新幹線の中で「席はどこだっけ」と慌てる心配はありません。

◆メモの持ち忘れを防止

「記憶だけでは不安だからメモする」という方もいらっしゃると思います。また、記憶する時間がなく、買い物の内容をメモして出掛ける人もいるでしょう。

その一方、「メモを家に忘れてきた」「バッグにメモを入れたことを忘れた」という方も。

メモの持ち忘れを防ぐために「メモをとったら、いつもと違うことをするルール」をつくりましょう。

たとえば……。メモしたらすぐに持ち歩くバッグに入れ、そして腕時計をいつもと反対の腕にはめ直す。指輪をいつもとは違う指にはめるのもいい。腕時計（指輪）がいつもと違う腕（指）にあると、その違和感から何を買うかは忘れても「メモがある」ことに気づきます。

シンプルですが、これはききますよ。

◆忘れそうなら、目立つところに置いておく

「バスの時間まであと2分！」。急いで家を出なければならない日に限って、いつもよりよけいに持っていく物があったりするものです。

忙しい朝に忘れ物をなくすためには、前夜に玄関の目立つところに必要な物をまとめて置いておく習慣をつけるといいです。私は、絶対に忘れてはならない物は玄関のドアノブにぶら下げておきます。外出時の用事なら靴の中にメモを入れておき、翌朝靴をはいたら、メモがあることに気づける工夫をしておきます。

簡単なことばかりですが、大人はもちろん、子どもやお孫さんの忘れ物防止にもなります。

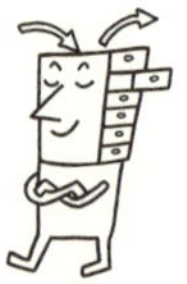

「忘れた」を減らす《屋内編》

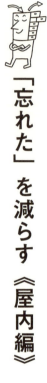

◆番号を覚える、番号を設定する

数字は「数字ーカナ変換表」（１２５ページ）や「00～99の語呂合わせ表」（１２８ページ）「記憶棚引き出しキーワード表」（１３２ページ）を使って覚えましょう。たとえば４５１は「４（シ）５（ゴ）１（ト）＝仕事」。００８５２９は「00（王）、85（箱）、29（福）」と言葉をわりふり、「王が箱を開けたら福が出てきた」と覚える。無意味な数字を意味のある言葉におきかえれば覚えやすくなります。

他にもマイナンバーカード、ナンバープレート、電話番号など、語呂合わせやキーワードを活用したイメージ結合法はさまざまな数字の羅列を覚えるのに有効です。

逆に忘れない番号の設定法は、「数字ーカナ変換表」などから好きな言葉を数字にすること。たとえば私は「トモヨリ」なので、これを数字にすると「トモヨリ《1646》」になります。横浜在住なので「ヨコハマ」を数字にすると「ヨコハマ《4580》」。自分にとって忘れようにも忘れられない単語をキーワードにして数字にすると忘れる不安がないし、自分流の「数字－カナ変換表」をもとにすれば解読されることもまずないでしょう。

ただし、「１１２２（いい夫婦）」というような一般的になっている語呂合わせは解読されやすいので使わないほうが無難です。

◆数字と英字の組み合わせを覚える

最近、増えたのが、数字だけでなく英字も必要なログインＩＤやパスワードなど。英字が組み合わさった数字の記憶は、前述した飛行機などのシートナンバーを覚える方法と同じです。

たとえば「ｉ２ｕ４０ｄ２８」のパスワードを覚えるとします。

①英字と数字を適当にカナ読みして語呂合わせにする

ｉ《アイ》（愛）２《ジン》（人）、ｕ《ユー》（優）４０《ショオ》（勝）、ｄ《ダ》（ダ）２《フ》（フ）８《ヤ》（屋）＝愛人（が）優勝（して）ダフ屋（と逃げた）

②英字をカタカナ表記のなじむ外来語に変換、数字は語呂合わせにする

i《イ》（イ）ンド2《ジン》（人）、u《ユ》（ユ）ニフォーム、40《シマ》（しま）、d《ド》（ド）ッグ（犬）、28《ニワ》（庭）＝インド人（の）ユニフォーム（が）しま（模様で）、ドッグ（を）庭（で遊ばせていた）

逆に、数字と英字などを組み合わせてパスワードをつくることもできます。

たとえば子どもの名前を盛り込んで「タカシは真面目」でつくってみましょう。「タ（7）カ（K）シ（4）ワ（W）マ（0）ジ（2）メ（M）＝7K4W02M」というパスワードができます。数字におきかえられるものはおきかえ、おきかえにくいもの（覚えにくいもの）は英字にすれば、さまざまなパスワードができます。ゲーム感覚で面白がってパスワードなどをつくれば、それだけで脳はイキイキ。イメージ化した数字や英字の羅列は覚えやすく、しかも個人的な思いなどが入ったパスワードは他人に解読される心配が少ないです。

◆外出時の戸締まりや持ち物チェックは「頭文字結合法」で

外出するときは、「頭文字結合法」（148ページ）でチェックするくせをつけてお

くと、惨事を回避することができます。

たとえばガスコンロやストーブの火、窓のカギ、留守番電話のセット、玄関の戸締まり、持参する物。それぞれの頭文字をつなげ、「火（ひ）カギ（か）留守番電話（る）玄関（げん）持参（じ）＝光源氏」という忘れにくい言葉をつくります。

持ち物チェックも同じです。

腕時計、ハンカチ、名刺（メガネ）、（携帯）電話、定期券（ティッシュ）、カード（カメラ、かさ）、（自宅や車などの）キー、薬、化粧品（健康保険証）、小銭入れ（財布）を持ち歩いているのなら、「腕時計（腕時計）ハンカチ（は）メガネ（め）電話（出）定期券（て）、カード（か）キー（き）薬（く）化粧品（け）小銭入れ・財布（こ）＝腕時計はめ出て、かきくけこ」です。

外出時は、この2つをつなげて「光源氏（が）、腕時計（を）はめ、出て、かきくけこ（と叫んだ）」という奇想天外なイメージで、戸締まりや持ち物をチェック！「カギを締めたかな」「携帯電話を忘れた」などの失敗は格段に少なくなるはずです。

◆大切な記念日を忘れないために

夫の誕生日、朝いちばんで「おめでとう」と言ってあげられたら、あなたの株はグンと上がるはず。妻の誕生日に内緒で花束を贈ったら、どれほど喜ばれるでしょう。「結婚記念日にステキな店で食事しない?」と誘ってみるのもいい。記念日を大切にすると、家族関係はよりよくなると思います。

ただし、それは記念日を覚えているからこそ。

誕生日や結婚記念日など、数字の羅列は暗証番号などと同じく語呂合わせやイメージ結合法で覚えるのが得策です。

夫(妻)の誕生日が5月14日なら「誕生日は5(コ)1(イ)4(シ)=誕生日は恋し」というふうに工夫してみましょう。

語呂合わせが思いつかない場合は、「00~99の語呂合わせ表」(128ページ)や「記憶棚引き出しキーワード表」(132ページ)を使ったイメージ結合法で。

記憶棚引き出しキーワード表を活用する場合。誕生日が1950年11月23日なら……。1は動物で19はキリン、5は娯楽で50はオセロ、11は犬、2は人体に関することで23は耳ですから、「誕生日にキリン(が)オセロ(をプレゼント)、犬(が喜んで)耳(を赤くした)」ではいかがでしょう。誕生日にキリンが犬にオセロゲームをプレゼントし、犬が喜んで耳を赤くしたわけですね。なんだか楽しくなりませんか。

記念日は面白がって覚え、そして家族を喜ばせましょう。

◆探し物は、同じ場所に置く習慣で減らす

「時計はどこに置いた？」「カギがない」「あれはどこにしまった？」なんてことはよくありますよね。私もそうです。

探し物を減らす記憶術は……、残念ながらありません。

これは置き場所を決めるしかないですよ。時計はテレビの上、携帯電話は机の上のボックスというように。

というと「置き場所を決めても、ついその辺に置いてしまう」という方も。失敗は覚えるチャンスです。時計をついその辺に置いてしまった。そんなときは「次からは〇〇に置くぞ」と意識することが大事です。

くり返すうち、置くべきところに置くようになり、「あれはどこに」が減っていくと思います。

また、私は「我が失敗集」というものをつくりました。「あれはどこに置いた」「カギを締め忘れた」など、失敗をノートへ書き記したんです。「〇月〇日、また携帯電話をなくして探した。携帯電話は必ず〇〇に置く」というように。そのうち探し物や忘れ物は減っていきました。

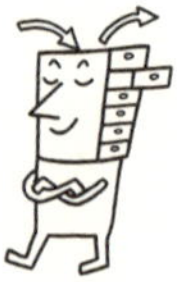

こんなとき、どうする？《特別編》

◆ど忘れは、脳の検索術で克服！

40年ぶりに会った小学校の同級生の名前が思い出せない。芸能人の名前が出てこない。ど忘れは誰にでもあります。

そんなときは、まずリラックスしましょう。

ど忘れしたことは、人に何か言われたり、しばらくしてからふっと思い出したりするものです。これから考えると、

①ど忘れした情報は、記憶の中から消去されたわけではない
②脳は本人が意識しなくても、ど忘れしたことを探し続けている
③何かの拍子に情報がうまくつながると、ど忘れしたことが思い出せる

ということになります。

ですから、ど忘れしたらまず心身をリラックスさせ、次いで「これはど忘れだ。大丈夫、思い出せる」と心を落ち着かせることが大切です。

心を落ち着かせたあとは、５Ｗ１Ｈを意識して脳内を検索しましょう。

たとえば小学校の同級生の名前。「いっしょに遊んでいたのは〈だれ？〉、タクローくんとアキちゃんだ。〈どこで遊んでいた？〉角の本屋で、〈何を？〉マンガを立ち読みしていた」など、その人に関連することを５Ｗ１Ｈで思い出すうち、ふっと名前が浮かんでくることがあります。

◆ど忘れを「出だし」や「なじみ」で探す

ど忘れは、物理的にしぼり込んで思い出す方法や、なじみにまかせて想起する方法もあります。

物や人の名前のど忘れを物理的にしぼり込むには、「出だしの文字」から探してみましょう。実は、出だしはとても重要。脳は最初の言葉や文字がわかると、続く言葉も芋づる式に出やすくなるものなのです。たとえばど忘れした人の名前でも、1文字目の「ふ」を思いついたら「福村さん」と思い出せることがあります。

逆に、カ行の名前だったような気がするのなら、風間、片山、加藤……とカ行の名前を端から思い出していく。すると「嘉山さんだった」とお目当ての名前が思い浮かんだりするものです。

〝なじみにまかせる〟とは、一度もとに戻ってやり直すこと。円周率を忘れた場合でも、10桁前からもう一度やると思い出せたことがよくありました。ある部分の譜面を忘れても、前に戻って指にまかせて弾くと思い出すというピアニストもいます。同じように、今までは歌詞がスラスラ出てきたのに途中で「あれ?」となったときなどは、最初から歌ってみましょう。忘れた歌詞がスルスルと出てくることがあります。

なお、どうやってもいっこうに思い出せないど忘れは「しっかり記憶していない」「もともと覚えていない」とみるべきでしょう。

◆集まりでのスピーチ

会議や講演など仕事関係はもちろん、町内会や同窓会での挨拶を頼まれたり、結婚式の祝辞を述べたり、スピーチの機会もあると思います。

話すポイントを、「記憶棚引き出しキーワード表」（132ページ参照）で空間と結びつければ、メモなしでスピーチができますよ。

たとえば同窓会の幹事としての挨拶。引き出し7の台所にあるものをイメージして、こんな感じでいかがでしょうか。

1番〈トースターにアリが10匹（ありがとう）〉
2番〈フライパンで夏みかんをいためた（なつかしい）〉
3番〈皿が重い（思い出）〉
4番〈しゃもじは花柄（花）〉
5番〈コップを落として無礼者め（無礼講）〉

これを事前に頭の中で覚え直し、本番で順次思い出していくと「本日はお集まりいただき、〈ありがとう〉ございました。〈なつかしい〉顔が勢ぞろいです。あれこれ〈思い出〉話に、〈花〉を咲かせましょう。今日は〈無礼講〉です。みなさん、楽しくやりましょう」。

空間イメージを使った記憶術は広く応用がきくうえ、考えるだけでぼけ防止にもつながります。ぜひ、お試しください。

◆人の顔と名前を覚える

初めて会った人の名前が覚えられない。顔は覚えているのに名前が出てこない。そんな経験をお持ちの方も多いのでは？

私もそうでした。サラリーマン時代、何人もと名刺交換したものの名前と顔が覚えられなくて。ある日、名刺を差し出した人に「あなたに会うのは3度目ですよ。まだ覚えてくれていないのですか」と怒られてしまいました。それから、顔と名前を覚える方法を考えました。

まず、大事なのは「覚えよう」という気持ちを持つことです。記憶はすべて同じですが、「覚えよう」と思わないことは覚えられません。

まず、名前。フルネームで覚えましょう。

名刺をもらい、姓・名のどちらかが読めない場合はチャンスです。たとえば「洋子」という名前。「ようこ」とも「ひろこ」とも読めますよね。そんなときは、正しい読みを相手に尋ねる。名刺を持たない相手や電話で聞いた名前は、どんな字をあてるかを尋ねます。「いとうさんは伊に藤ですか、伊に東ですか?」「ゆきこさんは、どんな字ですか」という具合です。「相手に聞く」「確認する」という行為のなかで名前が脳に印象づけられ、しっかり記憶できます。

同じ名前の著名人・知人とイメージを結合させ、相手の名前を印象づけるのもいいです。「山本」なら、私の場合は山本五十六や山本富士子、山本リンダ、山本寛斎といった名前をイメージします。そこで「山本さんは、山本富士子さんの親戚ですか?」というように話題をふってみる。「聞いた」という刺激とともに、話題としてくり返し記憶されるので忘れにくくなります。

顔は三角形、つまり左右の眉の端と口を結んだ三角形で覚えましょう。髪型で覚えると、次に会ったときにヘアスタイルが変わっているとわからなくなります。何より人間の顔は、この三角形のスペースにかなりの印象や情報が含まれており、しかも変化が少ない。ですから「眉毛はこんな感じ、鼻はこんな形」と観察し、誰に似ているか連想する。友だちのAに、タレントのBに似ている。キツネ、カボチャ、ゴジラなど人間以外のイメージと結合させてもＯＫ。さらに、背が高いなどという外見に注目しておくことも有効です。
加えて趣味やエピソードなどを聞けば鬼に金棒です。「大の宝塚ファンです！」「ホールインワンを3回やったことがある」「(ヤマダケンで）ヤマケンと呼ばれています」。インパクトのある話題を聞き出せれば、記憶の刻まれ方が格段に違います。

また、会話中はニコニコ顔を心がけて。すると、相手も笑顔になります。実は、すました顔より、表情をくずした顔のほうが覚えやすいんです。実際、学生時代の仲間を思い出すとき、授業中のすました顔ではなく、笑った顔が浮かびませんか？　同時に、「○○しているんですね」ではなく、「山本さんは○○しているんですね」というように、意識して相手の名前を会話に入れると記憶の定着度が向上します。

顔と名前を覚え、帰宅したら名刺に「眉毛が太い」「タレントのAに似ている」など印象に残ったことや本人についてわかったことをメモし、その翌日に相手のことを振り返って思い返してみましょう。記憶術や習い事などと同様、顔や名前を覚えるのにも、ちょっと忘れかけた時点での復習は欠かせません。

◆外国語の発音を〝なじみ〟で覚える

語学は、くり返し覚えて習得するのが王道です。単語は、「フラッシュカード法」（144ページ）で覚えていきましょう。

また、発音は〝なじみ〟の感覚を利用すると思い出しやすくなります。俗に、アメリカ人がいちばん最初に覚える日本語は「おはよう」と「ありがとう」だといわれています。「おはよう」は「オハイオ州」を、「ありがとう」は「アリゲーター」をイメージしながら発音できるからです。

逆もまたしかり。「I get off（降りる）が〝揚げ豆腐〟に聞こえ、そう言ってみたら伝わった」という話もありますよね。

私はこれを応用して中国語を日本語のイメージに変換し、発音してみました。中国語で「これは何ですか」が「チョーシーシェンマ」に聞こえたので、自分なりに「銚子さんま」とイメージづけて記憶。あるときリズムとイントネーションをそれらしくして、中国人に「チョーシーサンマ」と話しかけてみたのです。すると、結果はみごとにマル。「あなた、中国語ができますね」と言われました。これなら、中国語を知らない小学生でも一発で覚えられます。

◆イメージ集中で禁〇！

数字の羅列をイメージで覚える脳トレを続けていくと、イメージ力や創造力がアップするのがわかります。

そして、私は養ったイメージ力で禁煙に成功しました。

円周率2万桁を暗唱した47歳のときの私は、1日40本もたばこを吸うヘビースモーカー。その後、喫煙が記憶力に悪影響を及ぼすと知り、イメージで禁煙しようと思いたったんです。その方法はこうです。

ある休日、たばこをどさっとまとめ買いし、たばこの火の消える間もないほどたばこを吸い続けました。体中からヤニが出てくるようなベタベタで苦しい状態になりました。ヘビースモーカーの私も、さすがに気持ちが悪くなりましたね。

この不快感をしっかり覚え、さらに「あのときは気持ち悪かった」「あのにおいが自分についたままなら、周囲の人にも嫌われてしまうだろう」「肺や心臓はどこもかしこもヤニがしみ込んで真っ黒だ」「ヤニのにおいで自分の鼻も曲がってしまうのではないか」と不快感をイメージで増幅し、たばこへの嫌悪感を自分に植えつけました。そして、たばこを吸いたくなるたびに不快感や増幅された嫌悪感をくり返し思い出し、イメージしたのです。

一方、禁煙して記憶力が向上し、食べ物の味覚も存分に楽しめ、周囲と仲よく健康に暮らす自分の未来をプラス思考でイメージすることも忘れませんでした。

イメージを利用した格闘は1カ月も続いたでしょうか。2カ月もたつと、ほとんどたばこを吸いたいとは思わなくなりました。

47歳で禁煙して37年、たばこは1本も吸っていませんし、「吸いたい」と思ったこともありません。

もちろん、イメージ法でできるのは禁煙だけではありません。たとえば間食がやめられない場合。甘いものを食べ続けた自分の不快感・嫌悪感をしっかりイメージ化し、そして間食をやめたあとの未来の自分をイメージしてみませんか。

イメージする力・創造する力は、新しい自分を生み出す力につながります。

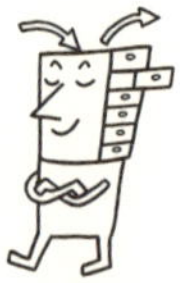

本番で上がらない術《番外編》

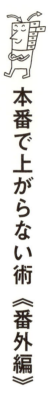

静まりかえった会場で円周率を暗唱したり、ルービックキューブ大会で審査員の視線を感じながら解法の手順を考えて記憶するのは、やはり緊張します。記憶術研究家としての講演もしかり。そこで、本番で上がらない方法などを工夫するようになりました。

記憶術とは少し異なりますが、最後にその方法をご紹介したいと思います。趣味の発表会、子どもの結婚式での挨拶、祝辞、スピーチ、自己紹介……。大勢の人の前で発表したり、話をしたりすることもあると思います。どうぞ、参考にしてください。

◆本番で100%の力を発揮するために

本番で100%の実力を発揮するためには、本番前に十分なトレーニングを行い、自分の弱点を発見・補強することが欠かせません。
そこで私は4万桁暗唱の本番数カ月前から次のようなことをやりました。

①深夜の目覚まし法

目覚めるやいなや、もうろうとした頭で暗唱トレーニングをしました。疲れたときや体調が万全でないときでも自分の力が発揮できるように訓練したんです。

②女子高生接近法

集中を妨げる大きな敵が、気になる声や音です。電車内では、あえて目まぐるしく会話の話題が変わる女子高校生たちのそばに座り、集中しづらい環境で円周率暗唱を試みました。

③高速テープ復習法

円周率4万桁をカセットテープに吹き込み、ふろ、食事、トイレ、就寝時の枕元など多くの場面で高速にして聞き続けました。覚えていないことを高速で聞くと聞き取れませんが、すでに覚えていることは高速回転でも聞き取れるし、理解ができます。高速にすると、少ない時間の中でも多くの復習ができます。

いろいろ工夫して努力するうち「ここまでやったのだから大丈夫だろう」と思えるようになったんです。自信は大切ですね。

十分なトレーニングで自信がつくと不安が消え、本番で力が発揮できました。

みなさんも、スピーチの本番前に「ここまでやったのだから大丈夫だろう」と思えるまで、内容をくり返し暗唱し、披露の練習も重ねてみてください。「ここまでやったから大丈夫！」の自信が１００％プラスαの力につながります。

◆本番での上がり防止術

ただし、練習しても何をしてもやっぱり本番は緊張しますよね。

そこで本番で上がらない〝友寄式 らくらくリラックス術［1］〟です。

①リラックス呼吸をする

下腹部を両手でへこませるように軽く押さえながら、できるだけゆっくりと鼻から息を吐き出します。そして、やさしい太陽の光に照らされた自分をイメージし、その光を全身で吸い込むような気持ちで自然に空気を鼻から入れていきます。

本番で話すときに胸や口先から声を出していると、声がうわずり緊張してくるものですが、この呼吸をするとおなかから声が出しやすくなり、自然と落ち着いて話せるようになります。

②手の指を開いて握る。小物を握る

手や指を動かすと脳が刺激されて緊張がほぐれ、自然とおだやかな状態に戻ります。また、緊張で早口になりがちなときも、手でゆっくりリズムをとることで、そのリズムに合わせて話すことができます。

やり方は両手を下げたまま指を大きく開きギュッと握るだけ。これを5回くり返してください。

消しゴムやキーホルダーなどの小物を手のひらでギュッと握ったり、ゆるめたりするのも有効です。

③リラックスのツボ、手のひらのまん中を刺激

手のひらのまん中には、「労宮《ろうきゅう》」と呼ばれるツボがあります。労宮は精神機能を司るツボ。スピーチをしているときなどは、へその下（丹田《たんでん》）あたりに両手を置き、このツボを反対の手の親指でグッグッと押しながら話しましょう。気持ちが落ち着いて身心の緊張がゆるみ、リラックスできます。

私も緊張したときはリラックス術を実践しています。たとえば円周率暗唱のギネス記録に挑戦したときのこと。途中で、どうしてもある1桁が思い出せなくなったんです。水を打った静けさの中、思い出そうとしました。リラックス呼吸でふぅっと息を吐きました。労宮も押しました。5分もたったでしょうか。ど忘れした1桁を思い出すことができました。もちろん、講演やルービックキューブの大会などで緊張したときは①②③をやっています。

◇リラックスできるツボ

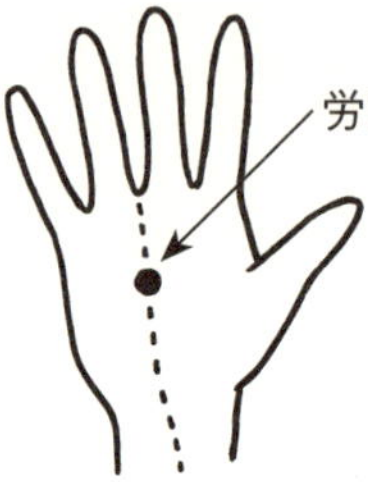

労宮は、緊張をやわらげるツボ。軽い頭痛を抑える効果も。

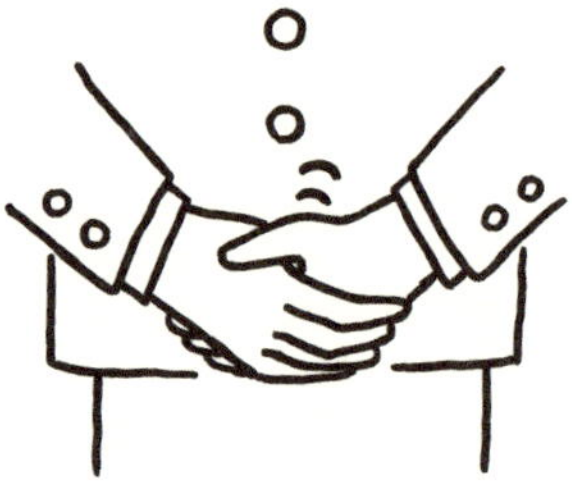

人前なら、手の甲で隠すようにして押す。

◆初対面の人への上がり防止術

「初対面の人の前で顔がこわばる、うまく自己紹介ができない」と悩んでいる方もいらっしゃるでしょう。

その場で顔の緊張をほぐし、スムーズにあいさつできるようになる〝友寄式 らくらくリラックス術［2］〟を試してみませんか。

①お茶やジュースを飲む

飲み物を「ゴク、ゴク」とのどを流れている音を意識しながら、ゆっくり飲みます。飲み物をのどに流すことで上がった状態をしずめることができます。

②記憶を確認する

緊張の度合いが大きいほど、自分自身のことでも何を話していいのかわからなくなることがあります。そんなときは自宅の住所、電話番号、好きな歌の歌詞など日ごろは当たり前のように口にしていることを1つ1つ心の中で唱えてみましょう。覚えていることを想起するうちに心が落ち着くし、「覚えている」という事実に自信がついて自己紹介がしやすくなります。

③鏡を利用して笑顔の練習をする

らくらくリラックス術の「奥義」（ちょっとオーバーですね）。それは、どんな場でも笑顔をつくる努力をすることです。

笑顔は、あなたの体中の筋肉を解きほぐしてくれます。そしてあなたが笑顔なら、周囲も笑顔になります。周囲の笑顔で、あなた自身も自然にリラックスでき、落ち着いて自信を持って発言できるようになりますよ。

初対面の人と会ったときや緊張したときでも笑顔になれるように、日ごろから自然な笑顔の練習をするのもおすすめです。まず洗面所の鏡や手鏡で自分の目を見ます。「落ち着いているね」と自分の目にほほ笑みかけましょう。目に輝きが出てくるまで、これをくり返します。この練習をしておけば、人前で自然と笑顔が出てくるようになりますよ。

◆失敗しても感謝とプラス思考で前へ進む

リラックス術などで、本番に強くなれますよ。

ただし、それでもうまくいかないときはあります。

私もそうです。緊張をほぐすリラックス術を試しても、ルービックキューブの大会で思うように解法が思い出せないときがありました。講演で「説明がわかりにくかったかも」などと反省することもありました。

失敗を反省することは必要ですが、だからといって「あのときにこうすれば」「どうしてこんなことに」と、うまくいかなかったことにとらわれてクヨクヨ悩むのはおすすめしません。

それは「私はやっぱりダメ。もうやめよう」につながりやすいです。

失敗したときは〝感謝〟と〝プラス思考〟です。

たとえば、趣味の発表会で思うように成果が出せなかったとき。「今回は自分を磨くよいチャンスを与えられた」と感謝し、「この程度の失敗でよかった」「でも、あそこはうまくいった」とプラス思考でとらえ、そして「練習を積んで、もっとうまくなろう」と前を向きましょう。

それが次の成功、何より〝やりたいことをあきらめない力〟につながる。私は、そう思います。

おわりに――

現在、私は84歳です。今、84年の人生を振り返り、「失敗ばかりだったなぁ」と苦笑いをしています。

大学受験に失敗し、2年間の浪人生活を送りました。サラリーマン生活の間でミスしたり恥をかいた経験は……、数えきれません。ダンスやビリヤードなど「面白そう」と思って始め、「もういいや」と途中でやめた趣味も数知れず。高齢になると人の名前が出てこなかったり、腕時計や携帯電話などを定位置に置かずに「あれはどこに？」と探したりすることが増えました。外出時に家のカギを締めなかったり、頼まれたことを忘れたりして、妻に注意されたことも少なくありません。

そんな私が円周率暗唱とルービックキューブの解法記憶の世界記録を出せたのは、ひとえに「習試改慣《しゅうしかいかん》」を実践したこと、そして〝あきらめない〟ことだったのではないか」と今、思っています。

「習試改慣」とは、私がつくった造語です（辞書にも四文字熟語辞典にも載っていません)。趣味でも何でも〝習〟ったら、とにかく〝試〟してみる。楽しいかどうか、自分に合うかどうか、試してみなければわかりませんから。試してみて楽しかったり、感動したりしたら続ける。試してみてうまくいかなかったときはやめるか、もっとよい方法はないかと考え、方法を〝改〟良するか。続けながら改良したら、自分のものにするまで〝慣〟れ親しんでいく。

私の記憶に関する世界記録樹立までの道のりは、まさに習試改慣でした。

大学時代、黒板に書かれた数字をスラスラと暗唱した大道芸人と出会い、彼が売っていた10ページ足らずの記憶の極意書なる小冊子を購入し、「こんな方法があるのか」と語呂合わせの方法を習い、試してみたら面白くて語呂合わせ的記憶術の虜になりました。そして「もっとうまい方法はないか」と改良し、慣れて自分のものになるまで記憶術を工夫し続けました。

それでも「覚えられない」「できない」は日常茶飯事。でも何千回失敗してもあきらめなかった。むしろ「何度もくり返していけば、失敗の回数は減るものだ」と失敗を楽しみました。また「円周率を覚えたところで何になる」と気持ちがなえそうなときは「なぜ、やりたいのか」と自問自答。そうすると「楽しいからやりたい」という自分を見つけ、また記憶トレーニングをすることができたのです。

そうやって工夫を重ねて記憶力を磨くうち、集中力がついたり好奇心が旺盛になったり「やればできる」ことを知ったりして、毎日の暮らしも積極的に楽しめるようになったわけです。すると「この楽しい日々を続けたい」「もっと記憶術を磨きたい」と思うようになり、そのために健康状態を保つ生活術も工夫しました。

また、失敗続きの人生のなかでストレスをためない工夫もするようになりました。その1つが本書でも紹介しているリラックス術など。もう1つがポジティブ思考です。60代の終わりに前立腺がんが見つかって手術したときも、妻が倒れて右半身麻痺の後遺症が残ったときも、当然ショックを受けました。でもクヨクヨ悩んでもしかたがありません。どんなことも必ず、見方によってはラッキーな点があるもの。「がんになったけれど、初期で見つかってよかったなぁ」「私がいるときに妻が倒れてよかった。留守だったら救急車を呼べず、命を落としていたかもしれない」とプラス思考でとらえました。すると「あのときにこうしていれば」などと過去にとらわれず、現実をあるがままに受け容れられるようになります。現状を受け容れるからこそ「だったら、これからどうしよう」「何とかこれを乗り越えてみよう」と前を向く力がわいてくるんですよね。

そんな私が面白がって編みだした記憶術と、84年の人生のなかで失敗を重ねて試行錯誤をくり返しながら自分なりに得た生活術や考え方をまとめたのが本書です。

本書を手に取ってくださったのは、私より年下の方が多いでしょう。同年代の方もいらっしゃるかもしれません。

超長寿社会は、老後と呼ばれる時代が長いです。

不完全で普通の人間である私が偉そうなことは言えませんが、その長い時間を「すること・したいことがない」「脳が衰え、家族に迷惑をかけるようになったら」……と不安を抱えてクヨクヨ生きるのはもったいないと思うのです。何歳になっても脳は鍛えられるし、やりたいことを楽しむ生活はできます。きっとできるはず！です。

本書が脳の老化に不安を抱えて縮こまっていたり、「もう年だから」と何かにチャレンジすることをあきらめたり、「これからどうしたらいいのか」と生きる意味を見失って立ち止まったり……、そんな方々の前へ踏み出す一助になれたら、これ以上の幸せはありません。

２０１６年12月　友寄英哲

参考文献

『生涯健康脳』瀧靖之著　ソレイユ出版　２０１５年
『ボケたくなければ歩きなさい』島田裕之監修　主婦の友社　２０１５年
『脳が冴える15の習慣』築山節著　ＮＨＫ出版生活人新書　２００６年
『数字と文章３秒間記憶術』友寄英哲著　日本実業出版社　１９８９年
『脳の力なるほど事典』中原英臣監修　実業之日本社　２００２年
『脳のからくり』茂木健一郎・竹内薫著　新潮社　２００６年
『記憶のふしぎがわかる心理学』高橋雅延著　日本実業出版社　１９９９年
『記憶力を強くする　最新脳科学が語る記憶のしくみと鍛え方』池谷裕二著　講談社　２００１年
『海馬　脳は疲れない』池谷裕二・糸井重里著　新潮社　２００５年
『世界一わかりやすい　脳を鍛えて記憶力を強くする方法』マイケル・クーランド／リチャード・Ａ・ルポフ著　小山晶子訳　総合法令出版　２００２年
『徹底反復！読み書き計算　子どもを賢くする脳の鍛え方』川島隆太著　小学館

２００３年
『記憶の法則』トニー・ブザン著　松野武訳　東京図書　１９９１年
『脳と記憶の謎　遺伝子は何を明かしたか』山元大輔著　講談社　１９９７年
『記憶力を強めるには』ジャクリーン・ディニーン著　戸所宏之訳　中央出版社
１９８１年
『囲碁はボケ予防の妙手』金子満雄著　河出書房新社　２０００年
『愛に生きる　才能は生まれつきではない』鈴木鎮一著　講談社　１９６６年
『意識のなかの時間』エルンスト・ペッペル著　田山忠行・尾形敬次訳　岩波書店
１９９５年
『現代ヨガ入門』千能千恵美著　旺史社　１９９７年
『もっと楽にピアノは弾ける』永冨和子著　学研　１９９７年
『生きかた上手』日野原重明著　ユーリーグ　２００１年
『運をつかむ瞑想法』青木宏之著　青春出版社　２００４年

※一部絶版の本もあります

友寄英哲　Hideaki Tomoyori
1932年生まれ。電気通信大学卒業後、ソニー株式会社に入社。54歳のときに円周率4万桁を暗唱して88年版ギネスブックに掲載され、95年まで記録保持。2016年、日本ルービックキューブ目隠し部門に出場し、自身の持つ世界最高齢記録を82歳から83歳に更新。日々、自身の記録更新に向け研鑽中。

Staff
カバーデザイン　小口翔平＋三森健太（tobufune）
DTP　鈴木庸子（主婦の友社制作課）
イラスト　瀬川尚志
編集協力　佐藤ゆかり
編集　浅野信子（主婦の友社）

老《ふ》ける脳《のう》と老《ふ》けない脳《のう》

著　者　友寄英哲《ともよりひであき》
発行者　荻野善之
発行所　株式会社主婦の友社
〒101-8911　東京都千代田区神田駿河台2-9
電話（編集）03-5280-7537
（販売）03-5280-7551
印刷所　大日本印刷株式会社

ISBN978-4-07-422540-8

＊本書は『脳を鍛える記憶術』（主婦の友社、2004年刊）に新規ページ、取材を加え、再編集したものです

ち-031001